DE

L'HOMŒOPATHIE

ET DE

SON EFFICACITÉ CURATIVE.

DE

L'HOMOEOPATHIE

ET DE

SON EFFICACITÉ CURATIVE

PAR F. ROUX

DE CETTE

DOCTEUR EN MÉDECINE.

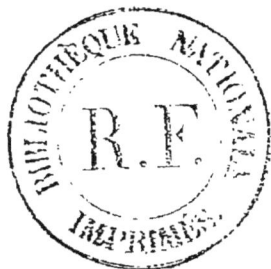

Dans les préjugés qui composent les idées courantes, il me semble qu'on peut trouver autant d'erreurs négatives que d'erreurs positives. En fait de science, personne n'est donc dispensé d'examiner ; chacun est également responsable de ce qu'il rejette et de ce qu'il admet. (LORDAT, *Éphémérides médicales*, tom. V, pag. 433.)

MONTPELLIER

BOEHM, IMPRIMEUR DE L'ACADÉMIE.

1848.

INTRODUCTION.

—

Il y a plus de huit ans que je me livre à l'étude de l'homœopathie. Conduit, par des circonstances particulières, à l'examen pratique de cette doctrine, contre laquelle je nourrissais des préventions communes à tous ceux qui ne la connaissent pas à fond, j'ai passé de l'incrédulité au doute, et, enfin, par un progrès lent, mais soutenu, je suis arrivé à une conviction inébranlable, fondée sur l'expérience.

J'entrepris cet examen en silence, afin de l'abandonner de même en cas d'insuccès. Dans la suite, après avoir obtenu des résultats concluants pour des esprits moins timides que le mien, à peine ai-je laissé entrevoir ma pensée à quelques-uns de mes malades, avec toute la réserve possible. Une conviction de ce genre a besoin d'une sorte d'incubation prolongée, avant de se manifester au grand jour. Mais au point où je suis parvenu, l'efficacité curative de l'homœopathie m'étant surabondamment démontrée, je ne puis plus me taire; je dois proclamer de toutes mes forces, sur une matière si importante, ce que je sais être la vérité.

Par la même raison que ma conscience me fait une loi d'adopter publiquement l'homœopathie, je dois inviter mes confrères à éprouver sérieusement cette méthode, afin de pouvoir, à leur tour, en apprécier les ressources et en répandre les bienfaits.

S'il s'agissait de pures théories, je laisserais à de plus habiles le soin de les discuter. Mais, dans une question où le fait domine, l'attes-

tation d'un témoin véridique a quelque valeur, et c'est à ce titre que j'ose prendre la
plume.

En pareil cas, ce qu'il importe surtout de
rechercher dans l'écrivain, c'est sa moralité.

Puisse mon témoignage inspirer à des hommes plus capables le désir de voir ce que j'ai
vu, d'examiner ce que j'ai observé! Si cette
satisfaction m'est refusée, il me restera toujours, pour prix de mes efforts, celle d'avoir
rempli mon devoir.

—

DE

L'HOMŒOPATHIE

ET DE

SON EFFICACITÉ CURATIVE.

———✺———

CHAPITRE PREMIER.

—

COMMENT S'EST FORMÉE MA CONVICTION.

Lorsque j'étudiais en médecine, l'homœopathie, déjà répandue dans les pays du Nord, n'ayant point encore pénétré en France, à peine entendis-je prononcer, en passant, le nom de cette doctrine. Plus tard, comme la plupart des médecins, je n'acquis sur la théorie des *semblables* et des doses *infinitésimales* qu'une vague notion, qui m'ôta le désir d'en apprendre davantage.

Une personne, depuis long-temps malade et ne suivant plus aucun traitement, vint à me demander si je lui conseillais de prendre des globules qu'un médecin homœopathe étranger lui avait prescrits.

— Des doses tellement exiguës, répondis-je, me semblent incapables de produire aucun effet. Mais, que risquez-vous d'essayer? D'après moi, cela ne peut pas vous faire du mal; d'après le médecin homœopathe, cela doit vous faire du bien. Il y a tout à gagner; il n'y a rien à perdre. En vertu de la logique, il faut avaler ces globules.

On lui fit peur des globules; ils furent mis de côté.

Long-temps après, voyant dans la bibliothèque d'un de mes confrères un volume de Hahnemann, le fondateur de la doctrine nouvelle, je me fis prêter cet auteur, que je ne manquai pas de saluer d'une épithète moqueuse. Je riais de l'homœopathie comme il convenait entre médecins, par respect humain autant que par incrédulité.

Ce volume contenait l'*Organon*, ou Exposition de la doctrine homœopathique, et divers opuscules du même auteur, le tout traduit par Jourdan, membre de l'Académie royale de médecine. Je fus étonné de la science et du talent déployés dans ces écrits. Quelle verve piquante! Quelle logique irrésistible! Avec quel inexorable bon sens le réformateur démontre et fait toucher du doigt les innombrables abus des méthodes régnantes, et surtout les vices de la monstrueuse polypharmacie !... Cette lecture battit en brèche dans mon esprit bien des idées et des pratiques vermoulues, qui tombèrent tout-à-fait en ruines sous le marteau de ce terrible démolisseur.

Mais, lorsque, après avoir fait table rase de presque tout ce qui existait, Hahnemann se met à l'œuvre pour construire à son tour, on ne peut s'empêcher de sourire en le voyant fonder son édifice sur la puissance des infiniment petits, et bâtir, pour ainsi dire, sur la pointe d'une aiguille.

Le novateur se livre à des assertions tellement étranges, qu'elles paraissent incroyables, et qu'on se demande si, après avoir renversé les méthodes pernicieusement actives, il n'a pas voulu, à leur place, mettre tout bonnement la méthode expectante, déguisée sous des pratiques illusoires.

Toutefois, supposez un moment que les faits par lui invoqués soient réels, oh ! alors l'homœopathie se trouve la plus grande découverte, et son auteur le plus grand génie qui ait surgi dans le monde médical !...

Après des réflexions de ce genre, entraîné par le cours habituel de mes idées, j'avais cessé de m'occuper de cette doctrine, lorsqu'un motif bien grave vint me décider à y avoir sérieusement recours.

Ma mère était depuis long-temps attaquée d'une cruelle affection, qui l'a conduite lentement au tombeau. Nuit et jour ses souffrances lui arrachaient des plaintes étouffées et déchirantes ; pour la soulager à tout prix, j'administrais l'opium, d'abord d'une main avare, et peu à peu à de hautes doses toujours croissantes. Mais tout palliatif devenant impuissant, je voulus tenter même les moyens qui soulevaient mon incrédulité. Un médecin homœopathe, à qui j'adressai une note sur l'état de ma mère, eut la complaisance d'indiquer quelques médicaments. Malheureusement, il prescrivait de suspendre totalement l'opium, et, ce narcotique étant devenu pour elle un besoin, je ne pus me résoudre à la condamner à des nuits d'insomnie et de tourments, en attendant l'effet de ces remèdes sur lesquels je comptais si peu. Ils ne furent pas employés.

Mais, apprenant que le doyen de la Faculté des sciences de Montpellier, M. Dunal, avait adopté l'homœopathie, je pensai qu'il était de mon devoir de recourir aux lumières de ce savant professeur. Il eut la bonté de me donner quelques instructions pratiques, m'indiqua les livres élémentaires, et m'offrit quelques globules pour ma mère, à titre d'essai. A cette question que je lui posai nettement : Croyez-vous que ces doses infiniment petites aient une action réelle ? il répondit avec l'accent d'une conviction profonde : « Je n'en doute plus. »

Pour l'acquit de ma conscience, je donnai ces globules à ma mère, tout en continuant l'opium dont elle ne pouvait se passer. Comme on devait s'y attendre en procédant d'une manière défectueuse, aucun effet apparent ne fut produit, et, découragé, abattu, perdant tout espoir de soulager un mal si invétéré, je ne poussai pas plus loin cet essai.

Mon entrevue avec M. Dunal ne resta pas infructueuse. J'avais toujours présent à la pensée ce mot relatif à l'action des doses infinitésimales : « Je n'en doute plus. » L'exiguïté de ces doses révolte l'esprit; de prime-abord, on se dit : Cela ne peut pas agir. Mais quand un homme de bon sens et de bonne foi (sans compter le savoir et le talent) vous dit : Je ne doute plus que cela n'agisse...., on commence à se sentir ébranlé. Plus cette efficacité paraît incroyable, et plus un tel homme a dû se montrer défiant, sévère dans l'examen des faits sur lesquels repose sa conviction ; selon toutes probabilités, ses préventions n'ont pu céder qu'à des preuves décisives. Son témoignage mérite de fixer l'attention; il faut, sinon l'admettre de confiance, du moins chercher à le vérifier par un examen pratique.

Je pris donc la résolution d'en appeler moi-même à l'expérience.

C'est une grande affaire que d'expérimenter en médecine. En physique, en chimie, l'expérience portant sur des objets d'une nature fixe, constante, les résultats, une fois bien acquis, demeurent invariables. Mais l'homme n'est, ni une machine, ni un creuset; c'est le sanctuaire de la vie ; et l'instabilité des phénomènes physiologiques et morbides

exclut le degré de rigueur analytique applicable
aux phénomènes de la matière brute.

Si les symptômes et la marche des maladies sont
inconstants, les effets des remèdes ne le sont pas
moins. Chez l'homme, la sensibilité varie autant
que l'activité, la réaction autant que l'action. Dans
la double opération de la nature et de l'art, il arrive souvent de confondre les efforts spontanés
avec les mouvements provoqués, les phénomènes
morbides avec les effets thérapeutiques. De là, l'immense difficulté d'apprécier la valeur d'un traitement.

Hippocrate l'a déclaré : « L'expérience est trompeuse, le jugement est difficile. »

Faut-il donc renoncer à tout espoir de reconnaître la vérité, et s'endormir dans le scepticisme?

Non, le Vieillard de Cos n'a pas dit que le jugement fût impossible, et que l'expérience induisît
fatalement en erreur. C'eût été d'un trait de plume
rayer tout son livre qui n'est que le fruit de l'expérience. Mais, l'expérience est trompeuse lorsqu'on l'interroge légèrement. Pour en obtenir une
réponse sûre, il faut la consulter avec soin et persévérance. Il faut beaucoup de peine et beaucoup
de temps.

La paresse recule devant cet énorme labeur, et
se rejette mollement dans les bras complaisants de
la routine.

Un autre obstacle vient entraver l'expérimentation ; c'est la crainte de nuire au malade. Le chimiste peut sans scrupule jeter et combiner dans son creuset toutes les substances qu'il veut éprouver ; le médecin craint de jeter dans l'estomac de son malade des médicaments à l'essai. Celui , par exemple , qui le premier a tenté l'emploi, à hautes doses , d'un poison violent : l'émétique, a dû trembler !.... Et pourtant l'essai a réussi ; la thérapeutique en a profité. Des expériences dangereuses ont fini par être utiles. Si l'on ne tentait rien de nouveau , la médecine ferait peu de progrès ,.... et elle a besoin d'en faire beaucoup : demandez aux malades !

Ce n'est pas une raison suffisante pour se permettre des imprudences. Heureusement pour moi , qui suis fort timoré , il n'y avait rien à risquer dans l'expérience que je voulais entreprendre. Je pouvais suivre le précepte : *Si non prodes, saltem non noceas.* Si l'homœopathie était vraie , cet essai devait tourner au profit des malades ; si l'homœopathie était fausse, il ne pouvait en résulter , pour eux , aucun mal.

En effet , les plus grands ennemis de cette méthode ne l'ont jamais accusée d'être nuisible, et se sont bornés à la taxer d'inertie.

L'essai de ce traitement ne pouvait porter préjudice , qu'en usurpant la place d'autres moyens d'une efficacité reconnue. Dans ce cas , l'inconvénient n'était jamais de faire du mal , mais d'écarter des remèdes qui auraient fait du bien. L'expérimentateur pouvait ainsi pécher, non par action, mais par omission.

Il y avait moyen d'éviter ce danger, en réservant cet essai pour les cas où la médecine usuelle est réduite à l'expectation ou à l'emploi de moyens d'une efficacité plus que douteuse.

Je pouvais également éprouver l'homœopathie, dans les cas où les malades, fatigués de traitements infructueux, ont complétement renoncé à la médecine courante, et dans les cas où il n'est pas urgent d'en venir à une médication énergique ; dans ceux où toutes les ressources connues sont épuisées, comme dans ceux où il convient de tenir celles-ci en réserve.

Je pouvais essayer, dans certaines périodes morbides, sauf à recourir, s'il le fallait, aux moyens habituels dans d'autres périodes. Les vertus des remèdes ne se jugent pas seulement par l'issue de la maladie ; mais surtout par les modifications imprimées aux symptômes. Un médicament peut se montrer utile, alors même qu'il n'est pas complétement curatif.

Dans ces diverses circonstances, je pouvais expérimenter si les doses infinitésimales produisent les effets que leur attribue l'homœopathie.

Je me mis donc à l'œuvre. Mais, après avoir étudié les principes généraux de la nouvelle doctrine, il fallait maintenant apprendre à les appliquer. La difficulté n'est pas légère. Je me mis à feuilleter les Manuels, ou Guides pratiques, et j'eus beaucoup de peine à me diriger même dans les cas les plus simples [1].

Sans entrer dans les détails de ma longue série d'expériences, je dirai que, d'abord, je n'obtins que des résultats assez équivoques. Lorsque, çà et là, des effets plus saillants se présentaient, la réserve qu'on doit apporter en pareilles circonstances, et la timidité de mon esprit, lent à tirer des conclusions, m'empêchaient d'attribuer positivement ces effets aux moyens mis en œuvre. Si, après une purgation, une saignée, on avait vu succéder une telle amélioration, personne n'aurait manqué de la rapporter à ces remèdes énergiques. Mais, à l'égard d'une méthode nouvelle, singulière, j'étais sévère, exigeant; il me fallait des résultats nombreux, soutenus, décisifs.

Cependant, il surgissait parfois des effets si remarquables, que je me sentais frappé d'étonnement, et j'avais besoin de me cramponner au doute philosophique pour rester observateur impassible, en attendant de nouveaux faits.

Au milieu de mes expériences tentées de loin en loin, à bâtons rompus, une réflexion vint m'arrêter.

Dans la médecine rationnelle on arrive, par une

---

[1] De tous ces guides, le *Nouveau Manuel* de Jahr est le plus commode, le plus complet; il est nécessaire aux praticiens.

série d'opérations logiques, de la nature ou des éléments de la maladie, au traitement applicable. En homœopathie, le tableau des symptômes conduit au choix du médicament par un procédé qu'on dirait mécanique. Suivre cette dernière voie, n'est-ce pas supprimer la science, et abdiquer l'usage des facultés intellectuelles ?

Ainsi donc, le premier venu, sans instruction, sans talent, avec un Manuel d'homœopathie et un peu d'exercice, aurait tout ce qu'il faut pour traiter les malades ! Ce serait, en fait de médecine, ce qu'est, en fait de peinture, le daguerréotype ; en fait de musique, l'orgue de Barbarie.

Dans cet abaissement de l'art, le praticien ne serait plus qu'un manœuvre....

Mais bientôt je coupai court à cette objection, en m'apercevant qu'elle m'écartait de la véritable question à résoudre.

L'homœopathie est-elle efficace? Son action curative est-elle plus sûre, plus douce, plus rapide que celle de la médecine usuelle? Voilà toute la question.

Si l'expérience, convenablement et suffisamment consultée, répond par la négative, il faut rejeter l'homœopathie, eût-elle revêtu les plus belles formes scientifiques.

Si l'expérience répond par l'affirmative, il faut adopter la nouvelle méthode, fût-elle de nature à laisser inactives les plus hautes facultés de l'entendement.

Faisons des cures, voilà l'essentiel. La plus belle, comme la meilleure médecine, est celle qui guérit...

Hâtons-nous de le dire par anticipation, à mesure qu'on creuse la nouvelle doctrine, on en découvre la profondeur ; on reconnaît qu'elle exige beaucoup d'études et d'efforts, et qu'elle ouvre une vaste carrière au génie médical.

Loin d'être banale ou mécanique, la pratique de l'homœopathie n'est que trop difficile !....

Je repris le cours de mes essais qui furent signalés par une cure étonnante, dont voici l'histoire.

Barthélemi Tryaire, faisant le service militaire en Afrique, et forcé de coucher sur un sol humide, fut atteint d'une sciatique aux deux membres, surtout au membre droit. Ses douleurs atroces devinrent chroniques. Divers remèdes échouèrent, entre autres, l'opium, qui n'agissait pas même comme palliatif. On envoya le malade prendre les eaux de Bourbonne, en bains et en boisson, pendant deux ans de suite, sans aucun résultat. On voulait l'admettre à l'Hôtel des Invalides ; mais il préféra rentrer dans sa famille. Je le vis alors. Sa maladie datait de trois ans. Il était maigre, hâve, défait : douleurs continuelles ; mouvements pénibles ; presque point de sommeil ni d'appétit. Après avoir long-temps employé sans succès divers moyens internes et externes, je finis par abandonner à la nature ce malheureux infirme, que je n'espérais nullement guérir.

Quatre années s'étaient écoulées depuis son retour dans ses foyers, sans autre changement qu'un
peu de soulagement en été, suivi d'aggravation en
hiver, lorsque, sept ans après l'invasion du mal,
au milieu de la mauvaise saison, au plus fort de ses
souffrances, l'idée me vint de le traiter par l'homœopathie.

Je lui administrai quelques globules d'un médicament approprié : soulagement durant sept à huit
jours. Je répétai la dose : amélioration plus marquée durant un mois. Je répétai de nouveau la dose :
cessation complète des douleurs.

Dès ce moment, la liberté des mouvements, le
sommeil, l'appétit, les forces revinrent de jour en
jour ; la santé reprit sa vigueur, et bientôt il ne
resta plus le moindre vestige d'une maladie si cruelle
et si invétérée.

En présence d'un pareil événement, j'avais peine,
d'abord, à en croire mes yeux, et je m'attendais
toujours à une rechute. C'est seulement après des
mois et des années de santé parfaite, que j'ai pu apprécier toute la valeur d'un tel résultat.

Je poursuivis mes études avec une nouvelle ardeur, et ne manquai pas d'appliquer l'homœopathie
à des cas de ce genre. Mais, je fus loin d'avoir autant de bonheur; souvent même j'échouai complétement. Je pensais bien que cet insuccès tenait à
mon inexpérience, le choix du remède approprié
à telle ou telle modification de la maladie étant

quelquefois très-difficile. Cependant, ces essais bouleversaient mes convictions naissantes. A mon début, ils ne m'avaient ni surpris ni affecté, alors que j'entrevoyais à peine la possibilité de réussir ; mais, à présent, ayant quelque chose à perdre en fait de convictions et d'espérances, j'en ressentais les impressions les plus pénibles.

Le médecin seul peut savoir combien est douloureux le sentiment de l'insuffisance de l'art, en face des êtres souffrants qui implorent ses secours. L'homme du monde, indifférent à l'égard de la médecine, tant qu'il n'en a pas besoin pour lui ou pour les siens, n'éprouve qu'accidentellement les sollicitudes dont le médecin est dévoré tous les jours. Aussi, comme le ministre de la santé se réjouit, quand il croit tenir une découverte thérapeutique ! Et, quand cette découverte lui échappe, comme il s'attriste et s'afflige !....

Lorsque, dans une maladie de nature à être rapidement influencée par un médicament homœopathique, j'avais administré un de ces remèdes, avec quelle émotion j'attendais l'événement ! Comme le cœur me battait à la visite suivante, au moment de constater les résultats ! Bien entendu que le malade ne courait aucun danger ; ma conviction seule était en péril..... Et, lorsque mon attente se trouvait déçue, quel trouble, quel découragement ! Ayant trop vu pour reprendre mon ancienne incrédulité et trop peu pour m'affermir dans ma nouvelle con-

viction , souvent je me demandais avec inquiétude :
Suis-je esclave d'une illusion ? Suis-je maître de la
vérité ?

Cruel tourment que le doute ! Non point le doute
philosophique qui précède l'examen impartial ;
mais ce doute pénible qui suit les résultats équivoques. Tourment pour l'esprit, quand il s'agit des
intérêts de la science ! Tourment pour le cœur,
quand il s'agit des intérêts de l'humanité !....

Tantôt, fatigué de ces incertitudes , je suspen-
dais mes recherches et reprenais mes anciennes
habitudes médicales ; tantôt , redoublant d'efforts ,
je demandais aux livres et journaux de la nouvelle
école toutes les lumières capables de me diriger.

C'est ainsi que je consultai plusieurs écrits importants dont je ne connaissais encore que les titres,
et dont la plupart des médecins ignorent même
l'existence. J'appris de la sorte que cette école était
plus répandue que je ne le croyais ; qu'elle avait
conquis des hôpitaux, des chaires, des associations,
de savants écrivains , des praticiens habiles , des
partisans dévoués ; et ces lectures m'offraient à la
fois des notions utiles et des exemples propres à
raviver mon zèle et mes espérances.

J'appris, en même temps, que M. Risueño d'Amador s'était publiquement prononcé en faveur de
l'homœopathie. La position de ce professeur, son
talent reconnu, ses antécédents scientifiques faisaient
de cette manifestation un événement de haute por-

tée. Nourri des principes de la plus saine philosophie médicale, ce défenseur éprouvé des traditions
de l'École de Montpellier, témoignait, par son adhésion, de la valeur de la doctrine homœopathique.
Voici sa profession de foi, prononcée du haut de
sa chaire :

« Pratiquement, l'homœopathie est une méthode
» de plus à ajouter aux autres méthodes existantes,
» mais méthode qui surpasse généralement les au-
» tres. C'est un chemin plus court, plus droit, sur
» lequel on marche avec plus de célérité, de com-
» modité même; et, si vous voulez me permettre
» une comparaison qui me paraît ne pas manquer de
» quelque justesse, je trouverai à cette méthode
» médicale quelque analogie avec ces voies rapides
» ouvertes par l'industrie moderne, qui étonnent
» les générations contemporaines. Les voies nou-
» velles n'effacent pas les voies anciennes; mais elles
» conduisent plus vite et mieux d'un point de l'es-
» pace à l'autre; elles font plus et mieux, en moins
» de temps ; c'est la condition de toute découverte
» venue la dernière. L'homœopathie, pour la grande
» majorité des cas, remplit à merveille cette condi-
» tion de toute concurrence.

» Théoriquement, l'homœopathie est pour nous
» une doctrine congénère avec le vitalisme; que
» dis-je? c'est le vitalisme lui-même largement ap-
» pliqué à la thérapeutique. La thérapeutique nou-
» velle s'adresse aux forces de la vie pour guérir la

» maladie, comme la pathologie vitaliste étudie ces
» forces pour concevoir sa formation. La doctrine
» de la vitalité a toujours professé ce grand principe,
» qu'avant toute chose, les forces vitales étant la
» source originelle de la maladie, il fallait aussi,
» avant toute chose, que ce fût aux mêmes forces
» que s'adressât l'agent qui devait détruire la modi-
» fication morbide. Pour trouver la vérité complète
» et ravir à l'Allemagne cette belle gloire, il n'a
» manqué au vitalisme de Montpellier que de trou-
» ver le moyen de dégager des agents médicamen-
» teux les forces vives qu'ils recèlent ; c'est là ce
» qu'a fait Hahnemann, par le grand principe des
» atténuations des substances. Par cette grande et
» belle découverte, il a largement agrandi la sphère
» du vitalisme, et, qui plus est, donné à cette doc-
» trine une base pratique désormais à l'abri du
» doute. »

J'eus recours aux conseils de ce savant professeur,
et ses précieux encouragements me soutinrent dans
la voie du progrès.

Enfin, les premiers obstacles une fois franchis, je
marchai d'un pas rapide. Les faits se multipliaient,
se groupaient, et venaient se prêter un mutuel
appui. La cure que j'ai citée croissait encore en
importance, par son rapprochement avec d'autres
résultats moins étonnants, mais nombreux et signi-
ficatifs. J'apprenais à reconnaître les causes de quelques-uns de mes insuccès, et à procéder d'une

manière plus exacte et, par suite, plus sûre.¹ A force d'épreuves, ma conviction s'établit sur une base inébranlable; j'obtins ce que Cabanis appelle la certitude pratique. L'efficacité des doses homœopathiques devint pour moi un fait positif, manifeste, une vérité presque triviale.

Pour arriver là ; j'avais mis beaucoup de temps, soit à cause des difficultés de la question, soit à cause de la réserve de mon esprit. A côté des arguments plaçant toujours les objections, j'ai l'habitude de peser minutieusement le pour et le contre, et n'admets jamais une opinion sans avoir donné longuement audience aux raisons qu'on peut lui opposer.

Mais les attaques dirigées par les adversaires de l'homœopathie étaient de nature à m'affermir dans ma croyance nouvelle, en trahissant chez eux une ignorance complète sur une matière dont ils ne daignent pas sérieusement s'occuper. Que pouvaient-ils objecter à des faits, à des faits que j'avais constatés, et qu'ils n'ont point vus, qu'ils ne connaissent pas ?

Autant une conviction a peine à entrer dans ma

---

¹ On pourrait éviter les tâtonnements et les inquiétudes de ce long noviciat, s'il existait en France un établissement de clinique homœopathique, destiné, sous la direction d'hommes expérimentés, à former la conviction et à faire l'éducation pratique des médecins qui débutent dans l'étude de cette méthode ; établissement que le Gouvernement était disposé à fonder, si l'Académie de médecine ne l'en eût détourné.

tête, et une affirmation à sortir de ma bouche, autant ensuite je persiste dans ma pensée et dans mon dire. Par l'effet d'une loi naturelle, plus ma croyance est lente à se développer, plus elle est vivace.

Un exemple fera juger des précautions et de la défiance que j'avais apportées dans mes recherches. Une malade ressentait des douleurs rhumatismales, modérées mais continues, qui cédèrent, durant quelques jours, à l'administration d'un médicament homœopathique. Les douleurs reparaissant, une nouvelle dose amena le même calme. Que fis-je alors ? Afin d'éprouver si l'imagination ou la complaisance n'entraient pour rien dans les résultats déclarés par la malade, je lui donnai, pour la tromper, une nouvelle dose de même couleur et de même apparence, mais formée de matière purement inerte : point de soulagement. Je revins, sans rien dire, au médicament réel : soulagement complet. Lors de nouvelles apparitions des douleurs, je répétai et variai cette expérience, et toujours le résultat répondit à la nature de la substance administrée.

Personne n'était dans le secret et rien ne pouvait le trahir.

Que l'action des doses homœopathiques ne dépende nullement de l'imagination des malades, cela m'était démontré par des observations encore plus concluantes. Il arrivait souvent au malade, après l'ingestion d'un remède de ce genre, d'accuser nettement, sans les connaître à l'avance, les effets caractéristiques de ce médicament, tels qu'ils sont signalés dans les ouvrages d'homœopathie ; et, si je changeais de remède, les sensations se modifiaient dans un rapport fidèle avec les propriétés particulières du nouveau médicament.

L'efficacité curative des agents homœopathiques m'étant pleinement démontrée, j'en vins progressivement à les appliquer aux cas les plus graves.

Avant d'avoir entièrement formé ma conviction, je me serais fait scrupule de recourir, dans des cas urgents, à des moyens d'une efficacité pour moi douteuse. Dorénavant, au contraire, ma conscience m'imposait l'obligation d'employer des remèdes dont j'avais constaté l'excellence.

Si, lorsque la violence du mal brave la médecine ordinaire, le praticien croit posséder de meilleurs instruments de salut, aucune considération étrangère à l'intérêt du malade ne doit l'empêcher de les mettre en œuvre.

Le médecin consciencieux doit traiter les malades comme il voudrait qu'on le traitât lui-même, s'il se trouvait placé dans les mêmes conditions physiologiques et morbides.

Les succès que j'obtins dans des cas graves ou rebelles, furent la plus belle récompense de ma persévérance et de mes efforts.

Parmi toutes ces cures, qu'on me permette d'en citer une ou deux.—Il y a quelques années, une épidémie meurtrière sévissait, à Cette, sur les femmes en couches. Après avoir vu échouer les moyens usités, je résolus de recourir à l'homœopathie. Une femme qui offrait les symptômes les plus alarmants, fut exclusivement soumise à ce genre de médication. Il se montrait déjà de l'amélioration, lorsque cette femme, étonnée d'un traitement si simple, témoigna le désir d'appeler en consultation un autre médecin qu'elle désigna. J'y consentis volontiers, charmé de pouvoir mettre sous les yeux d'un confrère les salutaires effets de cette méthode. Après avoir interrogé la malade sur ce qui s'était passé et constaté l'état actuel, ce confrère me dit : — « Les résultats sont satisfaisants. Que pourrais-je d'ailleurs substituer à votre médication, dans une épidémie qui résiste aux remèdes ordinaires ? Continuez donc ce que vous avez si bien commencé. » Étant revenu au bout de quelques jours, il trouva la malade hors de danger ; elle guérit parfaitement.

A ce propos, j'ajouterai qu'un autre confrère ayant eu recours à moi, pour appliquer l'homœopathie à un de ses malades atteint d'une affection incommode et opiniâtre, fut témoin d'un résultat bien plus étonnant. Cette maladie, qui durait depuis neuf ou dix ans, consistait dans une éruption avec prurit se manifestant, la nuit, sur tout le corps, disparaissant dans le courant du jour, s'aggravant par les voyages, et rebelle à tous les traitements conseillés en France et en Allemagne. J'ordonnai un médicament homœopathique : il y eut une trève marquée durant quinze jours. L'éruption se montrant de nouveau, prescription d'un autre médicament homœopathique : aussitôt disparition de tout symptôme, guérison complète. Cinq ans se sont écoulés depuis cette époque, sans que les voyages ou toute autre cause excitante aient jamais fait reparaître la moindre trace de la maladie.

Sans entrer dans l'énumération de mes cures, je dois dire que ma pratique allopathique ne me présentait rien de comparable aux étonnants résultats que j'ai souvent obtenus au moyen de l'homœopathie.

En même temps que je constatais ses avantages cliniques, j'appréciais la portée, la profondeur de la doctrine nouvelle.

Pour compléter mon éducation homœopathique, j'ai voulu me mettre en contact avec les sommités de l'École de Hahnemann. Dans mes voyages en Italie, en Suisse, en Belgique, en France, j'ai reçu les instructions des savants distingués, des praticiens habiles qui travaillent sans cesse à propager la doctrine dont ils soutiennent vigoureusement les principes. Et pourtant, élevés dans le giron de l'ancienne médecine et nourris de ses préventions, comme moi ils avaient d'abord repoussé la parole nouvelle, et long-temps résisté, avant de se rendre au témoignage des faits.

Il y a deux ans, la Société Hahnemannienne de

Paris m'a fait l'honneur de m'admettre au nombre de ses membres correspondants. J'en suis donc venu à pratiquer habituellement l'homœopathie ; c'est à mes yeux, la méthode curative par excellence : « On » peut guérir par différentes méthodes, dit Barthez, » des sujets qui se trouvent être dans un même » temps d'une maladie donnée, et qui d'ailleurs » sont placés sensiblement dans les mêmes circon- » stances. Mais ces méthodes sont plus ou moins » approchantes de la perfection. C'est ainsi que, dans » la science de la médecine, comme dans les sciences » mathématiques, le même problème peut avoir plu- » sieurs solutions qui diffèrent par leur élégance et » leur brièveté. »

L'homœopathie est la méthode thérapeutique di- recte ; c'est la méthode la plus courte, la plus douce, et en général la plus sûre. Est-elle préférable dans tous les cas ?... Sans avoir la prétention de décider une question souvent débattue entre des hommes recommandables par leur expérience et leurs lu- mières, je me borne à dire que je n'ai pas renoncé à me servir, dans certaines circonstances, de moyens empruntés à d'autres méthodes, suivant cette sage maxime de Hahnemann lui-même : « Comme » le médecin qui professe la doctrine de l'homœo- » pathie ne connaît pas la partialité, et qu'il n'a en » vue que le perfectionnement de son art, il accepte » avec plaisir tout ce qui lui est fourni d'utile par » des sources autres que la sienne. »

Et maintenant, lorsque, embrassant d'un coup-d'œil rétrospectif la marche de mes idées sur le terrain de l'homœopathie, je considère le point d'où je suis parti et celui où je me trouve arrivé, je suis frappé de la distance que j'ai parcourue. Il est vrai que j'ai mis des années à parvenir graduellement du doute à la certitude, avançant avec précaution, m'arrêtant quelquefois, mais ne reculant jamais.

Autrefois incrédule, me voilà convaincu. Qu'est-ce qui m'a converti? L'expérience. J'ai vu ce qu'autrefois je n'avais pas observé; j'ai appris ce que j'ignorais.

Et certes, si je préfère aux procédés classiques, auxquels, quoi qu'il arrive, on se confie en paix sur la foi de la tradition; si je préfère, dis-je, une méthode nouvelle qui n'apporte en sa faveur d'autres titres que les résultats qu'elle se fait forte de produire, il faut que cette méthode ait à mes yeux manifesté sa supériorité par des effets frappants, par des cures signalées.

Avec moins de persévérance, rebuté dès le principe par quelques insuccès, j'aurais abandonné l'homœopathie avant d'obtenir des résultats décisifs; et même, pour me déterminer à en faire l'essai, il ne fallut rien moins que la maladie de ma mère. Malheureusement cet essai fut trop tardif et trop incomplet. Ah! si j'avais su plus tôt ce que je sais à présent! Si, avant que ma mère tombât malade, j'avais examiné, étudié la nouvelle méthode de ma-

nière à me familiariser avec ses puissantes ressources, peut-être m'eût-il été possible de soulager,
de guérir cette cruelle affection! A quels regrets
amers me condamne mon ignorance passée!...

Et quand je songe que cette ignorance est le par-
tage de la plupart des médecins, et qu'elle a pour
cause les préventions qui les empêchent d'étudier
à fond l'homœopathie, j'éprouve le besoin, je sens
en moi l'obligation de proclamer sur les toits l'efficacité de cette thérapeutique, les bienfaits de cette
découverte!

Si j'ai tiré quelque parti de cette méthode, que
ne feraient pas des hommes plus habiles!

Je les invite à entrer dans cette voie féconde,
et je rends grâce à la Providence de m'y avoir conduit.

CHAPITRE II.

—

Quoique la biographie de l'illustre réformateur soit connue de tous ceux qui ont plus ou moins étudié sa doctrine, il m'a paru convenable d'en résumer et d'en offrir les principaux traits aux lecteurs étrangers à l'homœopathie. J'espère que l'intérêt du fond sauvera, jusqu'à un certain point, la sécheresse de la forme.

Né en 1755, à Meissen, petite ville de Saxe, le fils d'un pauvre peintre sur porcelaine se rendit à Leipsick, à l'âge de vingt ans, pour étudier la médecine. L'aptitude précoce dont il avait donné des preuves, détermina son père à le lancer dans une profession libérale. Pour s'aider à vivre, le jeune étudiant passait des nuits à traduire des ouvrages anglais et français. Il fut poursuivre ses études à Vienne. L'archiâtre Quarin lui accorda sa protection et lui confia des malades. Le gouverneur de Transylvanie l'appela à Hermanstadt, comme bibliothécaire et médecin particulier. En 1779, il soutint sa Thèse inaugurale à l'Université d'Er-

laugen. Ce jeune homme s'appelait Samuel Hahnemann.

Tout en se livrant à l'exercice de la médecine,
il publia divers opuscules sur la chimie, et découvrit le mode de préparation du mercure soluble qui
porte son nom. Ses travaux remarquables lui ou-
vrirent les portes de la Société économique de
Leipsick et de l'Académie des sciences de Mayence;
sa réputation devint bientôt européenne.

Sa position de praticien était faite, lorsque, par
une détermination subite, malgré la nombreuse
famille dont il se trouvait déjà chargé, il brisa ses
moyens d'existence en renonçant à l'exercice de
sa profession, pour revenir à son ancien métier de
traducteur. Sa conscience lui en imposa le devoir.
Dégoûté de la médecine régnante, il désespérait de
l'art de guérir.

Mais, plus tard, les maladies de ses enfants lui
firent cruellement sentir le besoin de cet art. La
pensée d'une réforme médicale ne le quitta plus.

En traduisant la *Matière médicale* de Cullen,
frappé de l'incohérence et du vague des explica-
tions relatives à l'action du quinquina, il résolut
d'expérimenter sur lui ce médicament. Quelle fut
sa surprise de voir apparaître des symptômes pareils à ceux d'une fièvre intermittente! Il fut ainsi
amené à éprouver sur lui et sur d'autres personnes
en état de santé divers médicaments héroïques, et
produisit des effets analogues aux maladies dont

ces médicaments se montrent les spécifiques. Une grande loi thérapeutique était trouvée.

Un autre genre de recherches vint à l'appui. Hahnemann, avec son immense érudition, comparant dans les livres les accidents survenus chez les personnes victimes des poisons, avec les symptômes offerts par les maladies que ces mêmes poisons, donnés à doses médicamenteuses, ont le pouvoir de guérir, reconnut entre ces accidents et ces symptômes une similitude frappante.

Ramené à la pratique médicale par le désir d'appliquer ses idées nouvelles, il employa, dans chaque cas, des substances aptes à produire, sur l'homme sain, des symptômes semblables à ceux de la maladie qu'il avait à traiter, et le succès couronna ses tentatives.

Pour agir avec précision et sûreté, il n'administra qu'un seul médicament à la fois, et le laissa épuiser son action avant de recourir à un autre. Il opéra ainsi la réforme de la polypharmacie, c'est-à-dire, de la vicieuse habitude d'entasser dans une ordonnance une foule de médicaments, dont l'action complexe et confuse échappe à toute prévision.

Sa méthode de traitement, qu'il nomma *homœopathie* (ομοιος , semblable ; παθος , affection) [1],

---

[1] Il désigne l'ancienne médecine sous le nom *d'allopathie* (αλλος , autre ; παθος , affection); les traitements qu'elle emploie n'ayant, d'ordinaire, aucun rapport de ressemblance avec la maladie.

entraînant quelquefois une aggravation momentanée des symptômes par l'effet d'un médicament analogue à la maladie, Hahnemann fut d'abord amené à réduire les doses. Afin de les diviser avec exactitude, il imagina de mélanger les sucs actifs des plantes avec de l'alcool, et les substances sèches ou minérales avec du sucre de lait. Une goutte du médicament liquide fut mélangée et secouée avec quatre-vingt-dix-neuf gouttes d'alcool; un grain du médicament pulvérisé fut mélangé et broyé avec quatre-vingt-dix-neuf grains de sucre de lait; et ainsi de suite, en poursuivant ces mélanges d'après la même proportion. Or, ce mode de préparation conduisit Hahnemann à une découverte étonnante, savoir : que la *succussion* des liquides et la *trituration* des poudres développent puissamment les vertus des médicaments ainsi mélangés, et que si, d'une part, la *matière* du médicament va en s'atténuant dans ces manipulations successives, d'autre part, la *force* ou *principe actif* va toujours en se développant, du moins jusqu'à certaines limites que l'expérience seule peut fixer.

Préparées de la sorte, les substances sont moins violentes, mais mieux appropriées dans leur application à l'économie vitale ; elles perdent comme poison, pour gagner comme médicament.

Ainsi, ce n'est point une fantaisie bizarre qui porta le réformateur à l'emploi de ces doses si exiguës ; c'est le hasard et l'observation qui lui firent

constater l'efficacité de ces préparations infinitésimales.

Les premiers succès publics qu'il obtint, eurent
lieu à Georgenthal, dans l'hospice du duc Ernest de
Gotha. Ensuite, il fut poursuivi de ville en ville par
l'envie et la malveillance.

Au milieu de ces persécutions, il ne songea pas,
comme tant d'autres, à se réserver le secret et les
bénéfices de sa découverte. Il consigna successivement les résultats de ses travaux, dans le journal
du célèbre Hufeland, et dans d'autres publications.
Enfin, en 1810, à l'âge de cinquante-cinq ans, il
fit paraître, à Dresde, la première édition du fameux
Organon, ou *Exposition de la doctrine homœopathique*, ouvrage fondamental, qui, revu et augmenté,
a déjà eu cinq éditions en Allemagne, trois en
France, et a été traduit dans toutes les langues euro-
péennes.

Une année plus tard, il publia à Leipsick, le
premier volume de sa *Matière médicale pure*, dont
les cinq volumes suivants parurent dans l'espace de
dix ans. Fruit d'expériences multipliées, faites avec
le concours de ses élèves déjà nombreux, cet ouvrage contient l'exposé des effets produits, par divers
médicaments, sur l'homme sain, effets dont la connaissance doit guider le praticien dans l'application
de ces médicaments à l'homme malade.

En 1820, fatigué de persécutions continuelles,
il accepta l'asile que le duc régnant, Ferdinand,

lui offrit à Anhalt-Koëthen. Plus tranquille, Hahnemann poussa toujours en avant dans le champ des découvertes, et, en 1828, il mit au jour un nouveau livre, plein des vues les plus vastes, sous le titre de : *Doctrine et traitement homœopathique des maladies chroniques*.

Frappé de la ténacité des affections de ce genre qui, même dans les circonstances les plus favorables, ne suspendent que passagèrement leurs ravages, pour reparaître ensuite avec une intensité croissante et dévorer lentement la vie, le réformateur conclut qu'elles doivent tenir à des miasmes contagieux ou héréditaires, éclatant sous des formes de maladies diverses, modifiées par des influences accessoires, ou réveillées par des *occasions* accidentelles, mais entretenues par des *causes* spéciales, permanentes et profondes.

Les innombrables exemples, rapportés dans les meilleurs auteurs, de maladies chroniques succédant à l'éruption de la gale supprimée à l'extérieur sans être radicalement guérie, conduisent Hahnemann à trouver, dans la *psore* ou miasme galeux, la cause de la plupart de ces maladies, soit que ce miasme provienne de contagion ou d'hérédité.

En interrogeant l'histoire, Hahnemann voit la *psore* se manifester à la surface du corps, dans l'antiquité, sous forme de lèpre ; dans le moyen-âge, sous forme de feu de Saint-Antoine et autres épidémies ; et, dans les temps modernes, abandonner presque entièrement la peau, pour se développer dans la profondeur des organes en maladies chroniques, telles que phthisies, cancers, asthmes, hydropisies, névroses, etc., maladies bien moins fréquentes, il y a trois ou quatre siècles, tant que la *psore* se portait à l'extérieur.

Ce qu'on avait déjà fait pour la *syphilis*, Protée aux formes insidieuses, le réformateur l'a fait pour la *psore*. En outre, il a reconnu un troisième miasme ou virus, la *sycose*, moins répandu et moins dangereux, produisant des fics et autres excroissances de même nature.

La triple source des maladies chroniques une fois découverte, Hahnemann, toujours tendant vers un but pratique, est parvenu à leur appliquer des médicaments appropriés aux causes originelles, et dont le choix homœopathique varie selon les diverses formes que chacune de ces trois affections miasmatiques peut revêtir.

Telle est la dernière production de ce génie colossal ; c'est le couronnement de son œuvre.

En 1835, l'illustre vieillard se maria en secondes noces avec une française qui s'était rendue à Koëthen pour recevoir ses soins, et vint avec elle à Paris. En arrivant à Koëthen, il avait subi les insultes de la populace ameutée contre lui par les instigations des préjugés et de l'envie ; en quittant cette ville, au bout de quinze années de séjour, il fut obligé de partir de nuit, pour échapper aux sollicitations des habitants qui voulaient, à toute force , retenir le médecin dont ils ne pouvaient plus se passer. Voilà l'opinion..,... mobile et changeante ! La conscience seule est immuable.

A Paris, Hahnemann a obtenu de brillants succès dans la pratique, et a conservé son activité intellectuelle jusque dans une vieillesse avancée. Après plus d'un demi-siècle de travaux et de recherches infatigables, il est mort en 1843, à l'âge de 87 ans révolus, léguant à l'humanité une doctrine neuve , féconde, salutaire, et laissant après lui de nombreux disciples dans les deux mondes , pour la répandre et la perfectionner.

CHAPITRE III.

Je viens de raconter les découvertes successives de Hahnemann ; l'historique d'une doctrine est le meilleur exposé de ses principes.

Il convient ici d'entrer dans quelques développements.

Voici les préceptes fondamentaux de l'homœopathie :

1º Expérimenter les médicaments, à petites doses, sur l'homme sain, afin de reconnaître leurs effets purs ;

2º N'administrer au malade qu'un médicament à la fois, en écartant du régime toute influence capable de troubler l'action de ce remède ;

3º Donner au malade le médicament qui produit sur l'homme sain des effets semblables aux symptômes de la maladie ;

4º Employer les médicaments à doses infinitésimales, préparées suivant le mode découvert par Hahnemann ;

5º Dans les affections chroniques, remonter à l'origine, c'est-à-dire, aux causes miasmatiques,

3

afin d'appliquer les médicaments homœopathiques appropriés à ces causes.

Examinons tour à tour ces divers points :

1er PRÉCEPTE.— Expérimenter les médicaments, à petites doses, sur l'homme sain, afin de reconnaître leurs effets purs.

Il ne suffit pas de savoir que tel médicament donné dans tel cas a guéri. Afin de pouvoir à l'avenir diriger avec sûreté l'application de ce médicament, il faut savoir de quelle manière il a guéri, c'est-à-dire, quels sont ses effets immédiats, directs.

Ces effets, ce n'est pas le raisonnement qui peut les découvrir, c'est l'expérience. Or, sur qui doit porter l'expérience ? Sur l'homme malade ?... Mais on confondra le plus souvent les phénomènes spontanés avec les mouvements provoqués, les symptômes de la maladie avec les effets du médicament.

Pour obtenir ces effets purs, que faut-il faire ?... Administrer le médicament à un certain nombre de personnes bien portantes, d'âges et de sexes différents, préservées de toute autre influence médicamenteuse ou perturbatrice; noter avec soin, durant l'expérience, les modifications survenues dans les sensations, dans l'état des fonctions et des organes; et les modifications communes à plusieurs sujets constitueront les effets purs du médicament essayé.

Bien entendu qu'on ne poussera pas l'expérience jusqu'à produire des lésions de quelque gravité.

Cette marche est si simple qu'on ne la dirait pas

nouvelle, et qu'il semble étrange d'en faire honneur
à Hahnemann. Et pourtant, avant lui, dans le cours
de tant de siècles, elle n'avait jamais été méthodi-
quement prescrite ni suivie. Haller et Linnée sont
les seuls qui en aient donné le conseil, en passant,
sans que personne s'y soit arrêté.

Depuis lors, avant que la doctrine de Hahnemann
eût pénétré en France, M. de Blainville a dit :
« Comment pourra-t-on concevoir l'emploi des
» moyens thérapeutiques dans un cas de maladie, si
» ces moyens n'ont été analysés avec soin dans l'état
» de santé, et dans les différentes formes dont cet
» état est susceptible ? »

On s'est souvent borné à qualifier un médicament
d'après le genre de maladie qu'il guérit, sans indiquer comment il la guérit, c'est-à-dire, sans faire
connaître les modifications qu'il produit dans l'économie, et en vertu desquelles la guérison s'opère.
On a, d'ordinaire, caractérisé le médicament d'après
la nature supposée de l'affection dont il se montre le
remède, de telle sorte qu'au gré des diverses théories, parfois contradictoires, sur la nature du mal,
on a fait varier les théories correspondantes sur le
caractère du médicament.

Écoutons le célèbre Bichat : « Désobstruant pour
» l'un, relâchant pour l'autre, rafraîchissant pour
» un autre, le même médicament a été tour à tour
» employé dans des vues toutes différentes et même
» opposées. »

Prenons pour exemple un des médicaments les plus usuels, les plus héroïques : le quinquina. Parce qu'il guérit, en général, les fièvres intermittentes, on l'appelle fébrifuge, sans indiquer comment il les guérit ; d'où il résulte que, lorsqu'il échoue, ce qui arrive souvent, il ne justifie plus son titre. Le quinquina se montrant utile dans les cas de débilité, on le désigne comme fortifiant ; mais l'école Rasorienne, l'administrant avec succès dans des maladies inflammatoires, le considère comme contre-stimulant, autrement dit comme affaiblissant. Voilà où conduit l'appréciation des médicaments, d'après leur application dans les maladies.

S'il en est ainsi d'une substance si usitée et d'une efficacité reconnue, que sera-ce de tant d'autres, décorées de vertus fantastiques, par des inductions vagues et des analogies trompeuses ?

Outre cette marche vicieuse, l'usage de donner les médicaments à fortes doses, amène à ne reconnaître qu'une seule de leurs propriétés et à négliger toutes les autres. Ainsi, on se borne à ranger parmi les évacuants des diverses voies, plusieurs substances qui possèdent une foule de vertus dont on ne tient pas compte. L'organisme, attaqué trop vivement par de fortes doses de ces médicaments, s'en débarrasse par les vomissements, par les selles, par les urines, par les sueurs, et on les désigne tout simplement comme vomitifs, purgatifs, etc. Telle propriété, prétendue caractéristique, ne tient souvent qu'à l'excès des doses, à la quantité plutôt qu'à la qualité. C'est comme si on appelait vomitifs ou purgatifs, des aliments dont on aurait gorgé l'estomac, et qui détermineraient le vomissement ou la diarrhée, par indigestion.

Les médicaments étant essentiellement réfractaires aux forces digestives, il en résulte que, donnés à fortes doses, ils provoquent ordinairement des selles et vont grossir ainsi la liste des purgatifs. Que sait-on des propriétés particulières de ces divers purgatifs ? Presque rien. On ne les distingue guère que d'après leur degré d'énergie, en laxatifs, cathartiques et drastiques, c'est-à-dire, en faibles, modérés, violents ; de telle sorte que, à plus fortes doses, les laxatifs deviennent cathartiques et les cathartiques deviennent drastiques. Est-ce là une notion réelle, suffisante de l'action des médicaments ?

L'emploi des fortes doses a fait abandonner plusieurs purgatifs drastiques, comme dangereux par leur violence, tandis que, donnés à doses exiguës, ils mettraient en relief leurs diverses propriétés. Ainsi, la coloquinte, l'ellébore, etc., que la pratique médicale avait presque entièrement bannis comme trop violents, expérimentés à petites doses sur l'homme sain, suivant la méthode de Hahnemann, agissent avec douceur et manifestent une foule de vertus précieuses.

Le fondateur de l'homœopathie a procédé avec

rigueur à la réforme de la matière médicale , en indiquant la marche nécessaire pour reconnaître les effets positifs des médicaments.'

Hahnemann a fait plus que de donner le conseil ; avec le concours de ses premiers disciples , il a mis la main à l'œuvre , et a tour à tour expérimenté un grand nombre de médicaments sur des sujets en état de santé. Les résultats de ces expériences , conduites avec un soin extrême , ont été consignés dans sa *Matière médicale pure* et dans son *Traité des maladies chroniques*. Grâce à ces travaux et à ceux qui ont été poursuivis dans le même sens , l'homœopathie possède aujourd'hui une masse de médicaments éprouvés , doués de vertus nombreuses , et scrupuleusement étudiés dans leurs moindres effets.

Ainsi établie sur la base de l'expérience , la science des médicaments peut braver le souffle inconstant des théories et demeurer inébranlable.

2e Précepte. — N'administrer au malade qu'un médicament à la fois, en écartant du régime toute influence capable de troubler l'action de ce remède.

Si l'on donne plusieurs médicaments à la fois, l'effet complexe qui aura lieu ne consistera pas dans l'addition des effets particuliers de chacun de ces médicaments, mais dans une combinaison dont le résultat ne peut être prévu , ni analysé.

Tandis que , si l'on donne un seul médicament à la fois , il peut librement déployer ses effets spéciaux ; et son application sur l'homme malade confirme et complète les notions fournies par l'essai de ce médicament sur l'homme sain.

Pour obtenir ce résultat, il est évident qu'il faut également écarter du régime toute influence perturbatrice, en tenant compte néanmoins des habitudes acquises, dont la suppression brusque pourrait avoir des inconvénients.

Ici encore, cette manière de procéder paraît si naturelle, qu'on s'étonne d'y reconnaître une réforme radicale.

Et pourtant, avant l'apparition de Hahnemann, la polypharmacie, ou abus des mélanges médicamenteux, régnait sur le monde médical, et, en dehors de sa doctrine, cet abus n'est pas encore tout-à-fait détrôné.

On avait imaginé un art de formuler, consistant à mêler, dans une recette, divers médicaments destinés chacun à un rôle particulier : la *base* devant jouer le rôle principal, accompagnée, d'une part, de l'*auxiliaire* pour l'aider, et, d'autre part, du *correctif* pour la modérer ; plus, l'*excipient* pour recevoir le tout.

Une fois en présence dans l'économie, ces divers ingrédients ne restent guère fidèles à la mission assignée à chacun d'eux ; l'*auxiliaire* et le *correctif*, au lieu de secourir et de corriger la *base*, l'étouffent souvent dans leurs étreintes, sauf à lutter l'un contre l'autre, pour succomber enfin sous les efforts de l'*excipient*, ou plutôt ces ingrédients se débattent dans les ténèbres, sans qu'on sache à qui reste définitivement la victoire ; d'autant plus qu'il y a souvent dans la même formule plusieurs médicaments réunis sous le titre de *base* ; plusieurs autres comme *auxiliaires* ou *correctifs*, etc.

Et non-seulement on mélange plusieurs ingrédients dans une recette ; mais on prescrit plusieurs recettes à la fois. Ainsi, dans la même journée, il arrive d'administrer au malade une potion composée, c'est-à-dire, formée de plusieurs drogues ; des pilules composées, des frictions composées, quelquefois même encore des lavements composés, sans compter les tisanes composées...... Débrouille qui pourra ce chaos !

Comment démêler les effets de telle ou telle substance masqués, dénaturés, neutralisés par ceux de telle ou telle autre, et confondus, en outre, avec les symptômes de la maladie ?

Cependant, aucune révélation d'en haut ne nous fait connaître les vertus des médicaments. L'expérience seule est propre à nous les manifester. Mais, comment le pouvait-elle tant qu'on n'expérimentait que sur l'homme malade et avec plusieurs médicaments à la fois ?

Même dans l'école régnante, quelques hommes ont mis le doigt sur la plaie. « Tant qu'on fera » usage de remèdes composés, dit Fourcroy ; tant » que la routine continuera à dicter aux médecins

» les formules compliquées d'un plus ou moins
» grand nombre de médicaments, on ne pourra
» jamais rien savoir d'exact sur leurs véritables
» propriétés.... Si on ne renonce pas à ce luxe dan-
» gereux, introduit par l'ignorance et la supersti-
» tion ; si l'on tient toujours au mélange d'une base
» médicamenteuse, d'un adjuvant ou auxiliaire,
» d'un ou de plusieurs correctifs, mélange dont on
» a fait un art que je ne dois pas craindre de pré-
» senter comme illusoire et dangereux, la science
» restera dans l'état où elle est ! »

M. le professeur Rostan a dit également : « Lors-
» qu'il est si difficile d'apprécier l'effet d'une seule
» substance sur l'organisme, comment pouvez-
» vous penser agir avec certitude lorsque vous en
» prescrirez un grand nombre, et surtout si vous
» les employez simultanément. »

Aussi, les esprits les plus éminents en médecine
ont représenté, sous de tristes couleurs, l'état de
la matière médicale.

Le célèbre Stahl la regardait comme tellement
souillée de préjugés et d'erreurs, qu'il invoquait
l'intervention d'une main hardie « pour nettoyer,
» disait-il, cette étable d'Augias. »

Hoffmann s'exprimait en ces termes : « Plus il
» est utile, dans la pratique, de connaître à fond
» les propriétés véritables des médicaments, plus il
» est malheureux qu'on trouve si peu de remèdes
» dont on ait bien constaté les effets et la manière

» d'agir. La plupart trompent l'attente et l'espoir
» du médecin , à tel point qu'on peut dire que les
» véritables vertus des médicaments sont encore
» cachées dans le puits de Démocrite. »

« Ouvrez, dit Cabanis, les livres de matière mé-
» dicale : vous verrez plusieurs remèdes rangés
» successivement presque dans toutes les classes ;
» on pourrait croire qu'ils produisent tous les
» mêmes effets... Voilà peut-être la principale cause
» de ce pyrrhonisme opiniâtre que la médecine
» inspire à beaucoup de bons esprits. »

Au commencement de ce siècle , Bichat quali-
fiait ainsi la science des médicaments : « C'est un
» ensemble informe d'idées inexactes , d'observa-
» tions souvent puériles , de moyens illusoires , de
» formules aussi bizarrement conçues que fasti-
» dieusement assemblées.... On dit que la pratique
» de la médecine est rebutante ; je dis plus , elle
» n'est pas , sous certains rapports , celle d'un
» homme raisonnable , quand on en puise les prin-
» cipes dans la plupart de nos matières médicales. »

Plus récemment , le professeur Alibert appelait
cette partie de la médecine : « une science peuplée
» d'erreurs , où la langue est aussi défectueuse que
» la pensée , où tout est à refondre , les principes et
» la matière. »

«La matière médicale, a dit Barbier, est encore
» une collection de conclusions trompeuses, d'annon-
» ces décevantes, plutôt qu'une véritable science.»

De nos jours , M. Rostan a fait les mêmes aveux :
« Aucune science humaine n'a été et n'est encore
» infectée de plus de préjugés que celle-là. Chaque
» dénomination de classes de médicaments, chaque
» formule même est, pour ainsi dire, une erreur. »

Voilà , d'après les plus graves autorités, où en
était la science des moyens curatifs, si importante,
si nécessaire en médecine , lorsque Hahnemann
est venu satisfaire le vœu de Stahl , en balayant
de vaines hypothèses et des mélanges absurdes , et
a constitué la matière médicale sur ses véritables
fondements.

3e Précepte. — Donner au malade le médicament qui produit sur l'homme sain des effets semblables aux symptômes de la maladie.

Quelque étrange qu'il paraisse au premier coup-
d'œil , ce précepte est parfaitement rationnel.

Il repose sur la loi de la réaction vitale [1].

Dans la matière brute , la réaction se montre
sous le nom d'élasticité. Cette réaction physique ,
dont on tint trop peu de compte dans la construc-
tion des premiers ponts en fil de fer, lança dans les
flots les premiers passants qui osèrent la braver.

---

[1] Qu'on explique l'efficacité curative des *semblables* par
la *substitution* des effets du médicament aux symptômes de
la maladie ; ou bien par toute autre hypothèse, le fait
existe..... Quelle que soit la théorie de la lumière , l'existence de la lumière est incontestable.

La réaction organique ou élasticité vitale se manifeste avec une énergie encore plus remarquable. Par elle, les êtres vivants, et surtout l'homme, repoussent les atteintes des agents étrangers.

Tout médicament ou agent modificateur de l'économie produit d'abord une impression qu'on peut appeler : *effet primitif*. Mais bientôt, la force vitale travaillant à repousser cette influence, il en résulte une manière d'être opposée et plus durable : c'est l'*effet secondaire* ou de réaction.

Ainsi, l'opium produit d'abord la somnolence : *effet primitif ;* ensuite la réaction vitale amène l'insomnie : *effet secondaire*. Les purgatifs produisent la diarrhée : *effet primitif ;* la réaction vitale amène la constipation : *effet secondaire*. La glace, appliquée sur la peau, la rend pâle et froide : *effet primitif ;* la réaction vitale détermine la rougeur et la chaleur brûlante : *effet secondaire....* Ces exemples pourraient se multiplier à l'infini.

Cela posé, doit-on employer des médicaments produisant des symptômes opposés à ceux des maladies auxquelles on les applique, suivant la sentence de Galien : *Contraria contrariis curantur ?* [1]

Doit-on employer des médicaments produisant

---

[1] Pour mieux faire apprécier le principe homœopathique, je le mets en parallèle avec le principe *antipathique ;* mais je me laisserais entraîner trop loin, si j'entrais dans l'examen de l'*allopathie.*

des symptômes semblables, suivant l'aphorisme de Hahnemann : *Similia similibus curantur?*

Qu'arrivera-t-il dans le premier cas ?... L'*effet primitif* du médicament étant opposé au caractère de la maladie, il y aura d'abord amélioration ; mais ensuite l'*effet secondaire* du médicament, contraire à l'*effet primitif* et plus durable, amènera une aggravation soutenue.

Si l'on combat cette aggravation par une nouvelle dose du médicament, il en résulte encore une amélioration passagère, suivie d'une aggravation plus opiniâtre, et ainsi de suite.

Par exemple, dans un estomac faible, le café et les stimulants activent d'abord la digestion, et, à la longue, la rendent encore plus pénible. Dans les cas de constipation, les purgatifs provoquent d'abord des selles, qui ensuite deviennent encore plus rares. Chez les personnes habituellement enchifrenées, des prises de tabac excitent d'abord la sécrétion des mucosités nasales, et finissent par augmenter la sécheresse du nez, etc.

Plus une maladie se prolonge, plus on est forcé de répéter et d'élever les doses pour combattre les *effets secondaires,* et plus les résultats définitifs deviennent fâcheux.

Dans une maladie très-aiguë ou très-rapide, la répétition fréquente des doses réussit souvent à entretenir l'*effet primitif,* et, une fois le danger passé, l'*effet secondaire* a peu d'inconvénient.

Il est des cas extrêmement pressants, tels que l'asphyxie, etc., où il faut nécessairement faire appel à l'*effet primitif* des médicaments, faute de pouvoir attendre l'*effet secondaire*, et d'ailleurs l'action vitale se trouvant presque éteinte.

Mais, dans une maladie chronique ou lente, l'*effet secondaire* graduellement prend le dessus, et il devient impossible de le surmonter, si ce n'est par des doses sans cesse croissantes, capables, sous d'autres rapports, de ruiner la constitution et de compromettre la vie.

Maintenant, qu'arrivera-t-il en suivant le précepte de Hahnemann : *Similia similibus ?.... L'effet primitif* du médicament étant analogue au caractère de la maladie, il y aura d'abord aggravation ; mais, ensuite, l'*effet secondaire* du médicament, opposé à l'*effet primitif* et plus durable, amènera une amélioration soutenue.

Si cette amélioration ne suffit pas pour dissiper la maladie, une nouvelle dose du médicament amènera une aggravation passagère, suivie d'une amélioration plus complète.

Plus la maladie est lente, plus les avantages de cette méthode sont évidents.

En résumé, la première méthode produit un bien tout éphémère, suivi d'un inconvénient prolongé.

La seconde méthode produit un inconvénient passager, suivi d'un bien durable ; souvent même la réaction se fait si vite que l'aggravation passe inaperçue.

La première méthode est palliative ; la seconde est curative.

Les médecins et les malades ont toujours été portés à rechercher, dans les médicaments, l'*effet primitif* et à méconnaître l'*effet secondaire* : l'un frappe tout de suite ; l'autre demande une attention soutenue : de là, la vogue des palliatifs. Ils soulagent d'une manière prompte, manifeste, et l'aggravation qui succède est mise sur le compte de la maladie. Alors, le patient réclame une nouvelle dose, qui le soulage encore et détermine secondairement une aggravation plus rebelle; ainsi de suite, jusqu'à ce que, dans les cas aigus, après l'évolution des périodes morbides, la nature finisse souvent par triompher du mal et du remède ; et, dans les cas chroniques, jusqu'à ce que, d'ordinaire, les progrès de la maladie et l'*effet secondaire* des médicaments, par un pernicieux concours, amènent la mort, sans que le médecin ouvre les yeux sur les vices d'un pareil traitement.

L'abus des palliatifs tient à l'impatience du malade et à l'imprévoyance du médecin. Cette médication perfide est comme une liqueur suave, laissant un déboire plein d'amertume.

Hahnemann la compare à une flamme légère, venant tout-à-coup réjouir les yeux d'un prisonnier plongé dans l'obscurité, mais qui, bientôt éteinte , le laisse enveloppé de ténèbres encore plus profondes.

Il la compare au jouet avec lequel on calme , pour un moment, les cris d'un enfant gâté , qui devient ensuite plus exigeant et plus capricieux.

Le malade , traité par la méthode palliative , ressemble , d'après moi , à un homme dans la gêne, empruntant à gros intérêts et se procurant ainsi une aisance passagère , suivie d'une ruine complète.

Examinons maintenant la méthode opposée. Que le prisonnier , presque perdu dans l'obscurité , ferme quelque temps les yeux, il parviendra ensuite à distinguer les objets. Qu'un refus sévère redouble , pour quelques minutes , les cris de l'enfant gâté , ce bruit s'apaisera bientôt et on préviendra ainsi un nouvel orage. Que l'homme dans la gêne s'impose de plus grandes privations et mette à la caisse d'épargne , en souffrant quelque temps il se ménagera du bien-être pour l'avenir.

Mais (pour suivre jusqu'au bout ces comparaisons), si le cas est extrêmement pressant ; si , par exemple , le prisonnier est attaqué, dans l'obscurité , par un reptile vénimeux , il a besoin au plus vite d'une lumière, quelque fugitive qu'elle soit; si l'enfant est sur le point de suffoquer , il faut sur-le-champ le satisfaire à tout prix; si l'homme dans la gêne se trouve près de mourir de faim , il doit tout de suite , vendrait-il son lit, se procurer de l'argent.

Sauf les cas de danger pressant , on doit donc , en général, rejeter la méthode palliative , c'est-à-dire, l'emploi de médicaments produisant des *effets primitifs* opposés aux symptômes de la maladie , et adopter la méthode véritablement curative , c'est-à-dire , l'usage de médicaments produisant des *effets primitifs* semblables à ceux de la maladie qu'on veut radicalement guérir.

Outre les avantages de la méthode homœopathique, et les inconvénients de la méthode antipathique , la première est clairement applicable , la seconde est , le plus souvent , impossible à concevoir et à pratiquer.

Entre les symptômes produits par un médicament sur l'homme sain et les symptômes engendrés par une affection morbide ; en d'autres termes, entre une maladie artificielle et une maladie naturelle , on peut saisir, soit une ressemblance , soit une dissemblance , mais , presque jamais , on ne peut saisir une opposition.

Prenons les premiers exemples venus : un érysipèle , une dartre. On peut se figurer des éruptions *semblables* produites par des médicaments ; mais , qu'est-ce que le *contraire* d'une dartre , d'un érysipèle ?

Dira-t-on tout bonnement que le *contraire* d'un état morbide, c'est l'état normal ou la santé ? Alors, enseigner qu'on opère la guérison par des médicaments produisant un effet contraire à la maladie , c'est annoncer celte grande nouvelle qu'on guérit par des moyens qui rétablissent la santé ; c'est proclamer une naïveté ; c'est ne rien dire du tout.

Il faut donc , de toute manière , en venir au précepte homœopathique.

La grande loi reconnue, appliquée, proclamée par Hahnemann , avait été entrevue par de puissants génies ; mais cette vérité qui, pour eux, ne fut qu'un éclair , devint pour lui un flambeau.

Hippocrate a dit : « *Morbi plerique his ipsis cu-* » *rantur a quibus etiam nascuntur* » (De morbo sacro, tom. III , 431, ed. Haller) ; et ailleurs : « *Per similia adhibita ex morbo sanatur.* » (De locis in homine, 51.)

On lit dans Paracelse : «Jamais aucune maladie » chaude n'a été guérie par les remèdes froids, ni une » maladie froide par les remèdes chauds ; mais on » guérit souvent par les semblables. »

Stahl s'exprime ainsi : « La règle admise en méde- » cine de traiter les maladies par des remèdes con- » traires ou opposés aux effets qu'elles produisent , » pourrait bien être fausse.... Je suis persuadé , au » contraire , que les maladies cèdent aux agents qui » déterminent une affection semblable. »

Les faits viennent à l'appui de la théorie ; et, sans avoir recours aux cures opérées par les médecins homœopathes, les autres écoles fournissent une foule d'exemples de guérisons produites par l'application des semblables. Dans l'Introduction de *l'Organon*, Hahnemann a rassemblé une masse énorme de cas de ce genre ; je me bornerai à quelques citations.

Hippocrate triompha d'un choléra-morbus, rebelle à tous les moyens , par l'hellébore blanc , qui
produit lui-même une espèce de choléra.

On a vu les flux de ventre les plus graves et les
plus invétérés, céder comme par enchantement à un
purgatif.

La suette , affection dans laquelle le corps se
fondait , pour ainsi dire , en sueurs , fléau terrible
qui enlevait 99 malades sur 100, trouva un remède
efficace dans l'emploi des sudorifiques.

Sydenham traitait avec succès, par l'opium, les
fièvres soporeuses. M. le professeur Cayol raconte
dans sa *Clinique*, qu'un malade , plongé depuis trois
jours dans une effrayante léthargie , ne se réveilla
qu'après l'administration de ce narcotique.

La médecine domestique fournit tous les jours
des exemples pareils. Tout le monde sait qu'on ra-
nime un membre congelé en le frictionnant avec de
la neige. On guérit une brûlure, en approchant du
feu la partie offensée. Fernel , dans sa *Thérapeutique,* conseille ce moyen. Fabrice de Hilden , Hunter
condamnent le traitement des brûlures par l'eau
froide , et prescrivent l'application de la chaleur.
Sydenham recommande l'emploi de l'alcool, qui ag-
grave passagèrement pour soulager ensuite d'une
manière durable. Heister , Kentish préconisent les
applications chaudes d'alcool, d'essence de térébenthine. J. Bell, ayant à traiter une dame qui s'était

brûlée les deux bras avec du bouillon, couvrit l'un d'essence de térébenthine, et fit plonger l'autre dans l'eau froide. Le premier ne causait déjà plus de douleur au bout d'une demi-heure, tandis que le second continua encore pendant six heures à être douloureux, et mit beaucoup plus de temps que l'autre à guérir. Anderson rapporte un cas du même genre.

Dans son *Traité de l'Expérience*, Zimmermann raconte que les habitants des pays chauds, boivent, pour se tempérer, une petite quantité de liqueur spiritueuse.

Frappé sans doute de ces exemples que je pourrais facilement multiplier, un célèbre professeur de l'école de Paris, M. Andral, il y a quelques années, s'est exprimé en ces termes : « Sans préjuger la ques-
» tion que les homœopathes ont soulevée, dans ces
» derniers temps, sur la propriété qu'auraient les
» agents curatifs de déterminer, dans l'organisme,
» les maladies qu'en allopathie on se propose de
» combattre par eux, nous croyons que c'est là une
» vue qu'appuient quelques faits incontestables, et
» qui, à cause des conséquences qui peuvent en ré—
» sulter, mérite au moins l'attention des observa-
» teurs. A supposer, ce qui est très-probable, que
» Hahnemann soit tombé, à cet égard, dans l'exa-
» gération si facile aux théoriciens, parmi les faits
» nombreux qu'il cite à l'appui de ses opinions, il est
» certain qu'il en est quelques-uns qui sont parfaite-
» ment en harmonie avec sa pensée. Que l'on répète

» ces expériences, il est vraisemblable que l'on verra
» surgir quelques autres faits aussi authentiques ;
» qu'un esprit vigoureux médite ces faits , qu'il les
» compare après les avoir explorés sur toutes leurs
» faces, qui sait les conséquences qui en pourraient
» jaillir?»

Tout en reconnaissant la portée du principe homœopathique, M. Andral se montre peu au courant
dès travaux de Hahnemann et de ses disciples. Ce
que le professeur demande , a été réalisé ; ce qu'il
présente comme un vœu , comme une espérance, se
trouve un fait accompli. Les *expériences* dont il parle
ont été mille fois *répétées;* un *esprit vigoureux* en a
fait *jaillir* les plus vastes, les plus utiles conséquences.
Cet *esprit vigoureux* , c'est Hahnemann lui-même ;
et, certes, il en est peu de cette force. Cinquante années de sa vie ont été consacrées à ce genre d'expériences et de méditations ; ses élèves ont marché sur
ses traces , et M. Andral, après avoir appuyé le
principe, pourrait, dans leurs écrits et dans leur pratique, recueillir en masse les admirables *conséquences* qui justifient ses pressentiments.

4° PRÉCEPTE. — Employer les médicaments à
doses infinitésimales, préparées selon le mode découvert par Hahnemann.

Par cela même qu'on applique des médicaments
produisant des effets semblables à ceux de la maladie,
il est clair qu'il faut réduire les doses. Dans la méthode des *contraires* , de fortes doses sont nécessaires

pour vaincre la résistance de la nature et agir en
sens opposé au mal, mais dans la méthode des *sem-*
blables, de petites doses suffisent pour opérer dans
le même sens que la maladie , et provoquer la
réaction.

La réduction des doses est nécessaire pour modérer et rendre insensible *l'effet primitif,* ou aggravation médicinale , qui précède *l'effet secondaire,*
c'est-à-dire , la guérison.

A quel degré d'exiguïté, faut-il réduire les doses?
Cette question ne peut être résolue *à priori ;* l'expérience doit prononcer. Or, Hahnemann , en cher-
chant à réduire exactement les doses , arriva , pas
à pas, à une découverte inouïe : la *dynamisation* des
substances médicamenteuses , c'est-à-dire , le développement de la *force,* ou *principe actif* des médicaments, par des divisions successives avec succussion
ou trituration.

La puissance attribuée à ces doses minimes a na-
turellement soulevé l'incrédulité. Hahnemann devait
bien s'y attendre, et prévoir les obstacles que l'étran-
geté de ces doses susciterait à la propagation de
l'homœopathie. Sa doctrine, d'ailleurs , théoriquement parlant, n'avait pas besoin de la *dynamisation*
des médicaments. Expérimenter les médicaments sur
l'homme sain ; n'employer qu'un remède à la fois ;
appliquer celui qui produit des effets semblables aux
symptômes de la maladie , afin de provoquer la force
vitale à une réaction salutaire ; donner ce médi-

cament à petite dose, pour que la réaction s'opère facilement et sans trouble ; voilà des préceptes qui se lient et s'enchaînent logiquement, pour former un tout homogène dont aucune partie ne peut être enlevée sans entraîner la ruine de l'ensemble. Mais on pouvait réduire de beaucoup les doses usitées, sans arriver à ce qu'on appelle les doses *infinitésimales ;* celles-ci ne sont pas nécessaires à la doctrine des *semblables.*

Pourquoi donc Hahnemann a-t-il rigoureusement prescrit ces doses infinitésimales ?

Parce qu'il obéit avant tout à l'expérience, et que l'expérience lui a parfaitement démontré, ainsi qu'à ses disciples, que ces doses sont, en général, les plus aptes à produire l'effet curatif.

Quelquefois même il suffit de faire aspirer au malade le médicament ainsi préparé. Ce procédé n'estil pas employé dans la médecine ordinaire, pour quelques substances volatiles ?

N'oublions pas que les remèdes homœopathiques ne sont pas seulement *atténués*, mais encore *dynamisés*, c'est-à-dire qu'on ne se borne pas à en réduire extrêmement la matière, mais qu'on en sépare et déplace, avec frottement, les molécules, de telle sorte qu'il peut en résulter un dégagement de force médicamenteuse, perceptible par la sensibilité vitale.

On sait que le frottement a la puissance de développer du calorique, de la lumière, de l'électricité. D'autre part, la séparation des molécules met à nu les propriétés de plusieurs métaux, qui, pris en masse, sont sans influence sur l'économie, et qui, divisés ou rendus solubles, produisent des effets violents.

Certains réactifs chimiques n'agissent qu'étendus d'une grande quantité de liquide. On connaît l'ancien aphorisme : *Corpora non agunt, nisi soluta.*

Pouvons-nous sonder les mystères intimes qui s'opèrent par l'effet des longues manipulations usitées en homœopathie? Le milieu inerte, dans lequel on triture ou on dilue la substance active, ne s'imprègne-t-il pas des propriétés dont elle est douée, à tel point que chaque molécule de la préparation devienne également médicamenteuse?

Ces forces, ainsi développées, communiquées, faut-il les nier par la raison qu'elles se dérobent à nos sens et à nos moyens matériels d'investigation? La nature de ces *forces* n'est-elle pas en harmonie avec la *force* vitale, qui seule peut les percevoir et les saisir?

Dans son *Mémoire sur l'action des agents imperceptibles*, M. le professeur d'Amador a démontré, par des exemples frappants, que ces agents opèrent sur la force vitale, par des forces ou puissances invisibles, impondérables et insaisissables comme elle.

Il rappelle que, d'après les fameuses expériences de Spallanzani, un globule aqueux, du diamètre d'un *demi-cinquantième de ligne*, pris dans une livre d'eau, où on avait mis seulement trois grains de semence, a pu opérer une fécondation ; et, selon le calcul de l'expérimentateur, ce globule spermatisé ne contient qu'un *deux billionièmes* de grain.

D'après Fontana, poursuivant la contre-partie du problème de Spallanzani, un *millième* de grain de venin de vipère, introduit immédiatement dans un muscle, suffit pour tuer un moineau, presque à coup sûr.

M. d'Amador fait remarquer ensuite, que les virus, les miasmes échappent à toute analyse ; que l'atmosphère des lieux les plus malsains ne contient absolument rien d'appréciable, qu'on ne trouve dans celle des lieux les plus salubres ; que les agents producteurs des épidémies n'ont jamais manifesté de qualités physiques ni chimiques. On n'a découvert aucune altération dans l'air atmosphérique, à Paris, durant le choléra, pas plus qu'à Constantinople, durant la peste.

« Les miasmes contagieux, poursuit ce Profes» seur, ne gardent aucune espèce de rapport avec » leurs véhicules ; pas plus que les poisons ani» maux avec les substances qui, sans les constituer » tels, leur servent de conducteurs naturels.

» Le poison de la vipère, par exemple, est une » liqueur douce qui, d'après Fontana, ressemble » à l'huile d'amandes douces ; il en est de même du » virus contagieux. D'après les historiens de la » peste, le bubon d'un pestiféré, parvenu à sa

» maturité , contient un pus blanc , épais et uni-
» forme , comme celui d'un abcès ordinaire.

» C'est que la partie active du virus , du poison,
» du miasme, n'est pas ce liquide albumineux , gé-
» latineux ou séreux au milieu duquel elle se trouve
» invisible..... »

..... « Les agents les plus féconds de la nature
» sont des êtres insaisissables , qui , comme l'élec-
» tricité , le magnétisme , la chaleur et la lumière ,
» n'ont ni odeur , ni saveur , ni couleur, ni volume,
» ni dimensions acquises , ni figures déterminées ,
» ni proportions définies ; qui sont en toutes choses
» sans être aperçus nulle part; qui gouvernent les
» faits sans se laisser voir eux-mêmes, qui pénètrent
» partout et ne se laissent point pénétrer dans
» leur essence......... A ces agents invisibles , à
» ces forces est dû notre premier souffle et à eux
» aussi notre dernier soupir; d'eux seuls vient la
» perpétuité de notre existence , et à eux se rap-
» porte la source des maux qui nous accablent.
» La physiologie , l'hygiène , la toxicologie et la
» pathologie , c'est-à-dire , les sciences de la vie ,
» de la santé , de la mort et de la maladie , sont
» toutes sous la dépendance du même principe ; car
» c'est une force , un souffle qui nous crée , nous
» tue , nous conserve , produit nos maux et occa-
» sionne nos souffrances. »

C'est aussi un souffle , une force qui doit nous
guérir. Si des agents imperceptibles produisent la

vie, la mort, la maladie, pourquoi ne produiraient-ils pas la guérison ?

S'il y a une physiologie, une hygiène, une toxicologie et une pathologie vitaliste ou dynanique, pourquoi n'y aurait-il pas une thérapeutique de même nature ?

Même en dehors de l'école homœopathique, on a constaté l'action des doses médicamenteuses imperceptibles. Ainsi, le *Bulletin de l'Académie royale de médecine*, année 1837, contient le fait suivant : M. Lafargue se livrant à des recherches sur les effets de l'insertion sous-épidermique de l'opium, a expérimenté avec une goutte de *laudanum* de Sydenham, délayée : 1° dans 25 gouttes d'eau ; 2° dans 50 gouttes ; 3° dans 100 gouttes ; et constamment il a obtenu le même résultat, c'est-à-dire une papule de trois lignes et demie, entourée d'une auréole rose, avec chaleur et prurit. Certes, si une fraction d'un *cinq centième* de grain d'opium, réduite à un *millième* de grain, puis à un *deux millième*, produit constamment un effet matériel, à plus forte raison sera-t-elle capable de produire un effet dynamique.

Le lait d'une chèvre traitée par des frictions mercurielles, agit, d'une manière médicamenteuse, sur les malades à qui on l'administre. L'eau, en bouillant sur le mercure, prend les vertus de ce médicament, dont elle contient à peine quelques globules.

Tout ceci démontre que l'action des doses homœopathiques est possible; l'expérience directe prouve qu'elle est réelle.

Afin de disposer les esprits à l'admission d'un fait nouveau, inconnu, il est bon de le rapprocher des faits généralement reconnus et admis. Mais la démonstration de ce fait pourrait d'ailleurs se passer du secours de l'analogie, quand l'expérience parle. Il est, parce qu'il est ; il est possible, puisqu'il est.

Or, l'efficacité des doses homœopathiques a été prouvée à tous ceux qui les ont expérimentées dans les conditions requises.

Vraisemblable ou non, ce fait est vrai ; cela suffit.

En présence de ce fait positif, que deviennent des arguties futiles, des calculs oiseux, de vaines plaisanteries? Le puissant logicien de la chaire de Notre-Dame, M. l'abbé Lacordaire, dans sa 7me conférence, année 1846–47, l'a proclamé avec raison : « Jamais on ne peut opposer un raisonnement » à un fait. Le fait est impitoyable ; il n'y a rien » contre un fait, quand il est solidement établi. »

Pour toute réponse à ceux qui niaient le mouvement, le philosophe se mit à marcher.

Outre l'excellence de ses effets curatifs, l'application des doses infinitésimales, en vertu du principe homœopathique, a l'avantage d'être presque inoffensive. Quand elle ne fait pas de bien, elle ne fait pas, ou presque pas, de mal.

En effet, lorsqu'on emploie le remède approprié,

c'est-à-dire , produisant des effets semblables à ceux de la maladie , ce médicament, dirigeant son action sur les organes affectés, et dans un sens analogue à l'affection morbide, la dose infiniment petite fait impression et détermine la réaction curative. Mais si par erreur on administre un remède non approprié , c'est-à-dire produisant des effets sans analogie avec ceux du mal , les organes malades n'étant point dès-lors disposés à ressentir l'action du médicament , la dose infiniment petite glisse, pour ainsi dire , et passe , comme non avenue , sans effet nuisible.

C'est ainsi que le son , émis par la corde d'un instrument, imprime une vibration marquée à une autre corde montée à l'unisson , et ne produit rien ou presque rien sur les cordes montées à d'autres tons.

C'est ainsi qu'une simple parole , insignifiante pour les autres auditeurs , va vivement affecter celui qu'elle touche à l'endroit sensible.

—Mais, direz-vous, dans bien des cas ces moyens se trouveront trop faibles. Pour des maux violents , il faut des remèdes énergiques.

— Dites plutôt des remèdes efficaces.

— Oui ; mais, pour se montrer efficaces , il faut qu'ils soient énergiques.

—Non ; il faut qu'ils soient bien appropriés.

L'huile bouillante , que les chirurgiens versaient dans les plaies d'armes à feu , était un moyen énergique... et c'était un moyen meurtrier.

Il ne s'agit pas ici de frapper fort , il faut frapper juste.

Vos moyens énergiques deviennent souvent nuisibles ; et , au lieu du remède de la maladie , vous avez la maladie du remède.

La méthode perturbatrice est pleine de dangers ; elle menace également l'affection et le patient, et joue le tout pour le tout.

En jugulant le mal , craignez de juguler en même temps le malade. N'allez pas imiter « certain ours montagnard » qui , voulant protéger le sommeil du vieillard, son ami, contre les attaques d'un « parasite ailé » , au lieu de diriger ses coups avec ménagement et précision, en *appropriant* les moyens au but,

« Vous empoigne un pavé , le lance avec raideur,

Casse la tête à l'homme , en écrasant la mouche. »

Que le remède ne soit pas pire que le mal !

Les doses infinitésimales n'ont pas l'inconvénient d'engendrer des maladies médicinales , c'est-à-dire , produites par les médicaments.

Ces doses n'offrent rien de pénible , de désagréable pour les malades. La médecine régnante, au contraire, marche escortée de drogues rebutantes qui révoltent l'odorat et le goût ; elle amène de violentes perturbations , des évacuations fatigantes ; elle écorche , scarifie , cautérise ses patients , et ajoute les tortures du traitement à celles de la maladie.

Aussi, les malades impressionnables et délicats

redoutent souvent le médecin et ses ordonnances; plusieurs ont une répugnance invincible pour les drogues. Un homme, à qui on ne refusera pas de la résolution et du caractère, avait peine à surmonter cette répugnance. Le docteur Antommarchi cite ces paroles de Napoléon : « C'est une chose inouïe, que » l'aversion que je porte aux médicaments. Je cou- » rais les dangers avec indifférence, je voyais la » mort sans émotion, et je ne peux, quelque effort » que je fasse, approcher de mes lèvres un vase qui » renferme la plus légère préparation.»

Il y a des malades qui mettent secrètement au rebut les drogues qu'ils sont censés prendre, indui- sant ainsi en erreur le médecin. Les enfants entrent en révolte, et leurs cris aigus, leurs accès de colère sont souvent plus nuisibles que le remède ne peut être avantageux.

Un temps viendra où l'on regardera comme appar- tenant à des époques de barbarie médicale les traitements cruels infligés aux malades. Les progrès de la civilisation ont banni la question judiciaire ; les progrès de la science doivent bannir la torture thérapeutique.

Grâce au développement des lumières, la Justice use de moyens plus doux et, en même temps, plus efficaces ; il en sera de même pour la médecine.

La commodité du traitement homœopathique épargne aux pauvres la gêne et les soins dispendieux qu'entraîne la thérapeutique régnante.

Enfin, l'exiguïté des doses, réduisant de beaucoup les frais de médicaments pour les hôpitaux et divers établissements de bienfaisance, permet de consacrer le résultat de cette économie à l'amélioration des autres parties du service.

5ᵉ Précepte. — Dans les affections chroniques, remonter à l'origine, c'est-à-dire aux causes miasmatiques, afin d'appliquer les médicaments homœopathiques appropriés à ces causes.

Dans notre siècle, la prédominance de l'anatomie pathologique, en portant les esprits vers l'étude trop exclusive des altérations locales, les éloigne également de la recherche des troubles dynamiques ou généraux, et de celle des affections antécédentes. On ne remonte guère, dans l'examen des *causes*, plus haut que l'accident immédiat qui a été *l'occasion* de la maladie.

C'est surtout à l'École de Paris que s'adresse ce reproche. L'École de Montpellier, toujours guidée par une profonde philosophie médicale, a obéi à des tendances plus heureuses, dont on remarque des traces dans le livre du professeur Dumas sur les maladies chroniques.

Quelles sont les causes originelles qui engendrent et entretiennent ces maladies? Outre le miasme syphilitique généralement admis, Hahnemann a reconnu l'existence de deux autres miasmes comme causes spéciales, dont les effets se manifestent sous diverses formes.

Sans nous arrêter au miasme *sycosique* qui ne produit qu'un petit nombre de maladies, occupons-nous de la *psore* ou miasme galeux, duquel dépendent la plupart de nos maux chroniques.

Dans ses *Leçons de médecine homœopathique,* M. le docteur Léon Simon s'exprime ainsi : « Des ob-
» servateurs du plus haut mérite, pris dans tous les
» temps et dans toutes les écoles, ont reconnu et
» constaté que l'asthme, le catarrhe suffocant,
» l'œdème, différentes espèces d'hydropisie, l'hé-
» moptysie, la pleuropneumonie, la phthisie pul-
» monaire, l'hydrocéphale, certains ulcères de l'es-
» tomac, le sphacèle de l'estomac et du duodénum,
» l'anasarque, l'ascite, l'hydrocèle, l'ictère, la
» cataracte, l'amaurose, la surdité, les hémor-
» rhoïdes, le diabétès, la suppression d'urine, la
» carie, le rachitisme, les fièvres tierce et quarte,
» l'épilepsie, les convulsions, l'apoplexie, la pa-
» ralysie, la mélancolie, l'aliénation mentale, ont
» été vus succéder à l'éruption psorique, connue
» des auteurs sous le nom de gale proprement dite.
» Et si je rappelle les noms de Frédéric Hoffmann,
» Morgagni, Storck, Fabrice de Hilden, Juncker,
» Sennert, Baglivi, Diemerbroëck, Bonnet, Weber,
» Ramazzini, Faventinus, Reil, Bartholin et Stahl,
» n'est-ce pas nommer, pour ainsi dire, toutes les
» écoles qui se sont succédé, et rappeler ceux dont
» nous avons tous une longue habitude d'honorer
» les travaux ? »

M. Léon Simon expose ensuite qu'au dispensaire fondé par la Société de médecine homœopathique, et suivi par plusieurs élèves et médecins, sur 55 malades atteints d'affections chroniques non syphilitiques, reçus par lui, il s'en trouvait 48 qui avaient eu la gale avant de présenter ces diverses formes morbides.

Sur 55 malades reçus par le docteur Curie, 37 avaient eu la gale, et 3 autres étaient nés de parents galeux.

12 malades reçus par le docteur Croserio avaient tous eu la gale.

M. Simon ajoute que, dans sa pratique particulière, parmi les malades atteints d'affections chroniques, les deux tiers environ avaient eu la gale, le dixième avait la syphilis, et le vingtième, ces deux affections compliquées. Les autres présentaient plus ou moins la constitution scrofuleuse qui résulte ordinairement de la *psore* héréditaire.

Depuis que j'interroge, d'après ces notions, les malades atteints d'affections chroniques, j'ai noté un grand nombre de cas de gale qui, autrefois, me restaient inconnus, faute de m'en informer.

En général, dans les maladies chroniques non vénériennes, si la gale n'a pas été directement contractée par les malades, ce miasme leur a été transmis par leurs parents.

Ainsi s'explique et se précise ce qu'on appelle dans l'école régnante : la *prédisposition héréditaire.*

Ce n'est autre chose que l'affection miasmatique reçue par voie de génération, et qui, d'abord latente, n'attend que l'occasion de se développer.

D'après Hahnemann, la gale ou *psore* n'est donc pas une maladie bornée à la peau ; c'est une affection générale pouvant revêtir diverses formes et attaquer divers organes ; l'éruption cutanée n'est que le symptôme extérieur (1).

_____

(1) Je ne sais si l'on a appliqué la théorie de Hahnemann à l'étiologie de la maladie chronique qui enleva Napoléon. Ayant pris la gale au siège de Toulon, maladie qui fut négligée, il éprouva, depuis cette époque, un écoulement périodique de sang et de sérosité à la cuisse gauche, écoulement qui, joint à la force de la constitution, préservait les organes intérieurs des effets du miasme. En Égypte, ces effets se manifestèrent sous la forme d'une maladie dartreuse. A Schœnbrunn, le froid et l'humidité ayant fait disparaître cette éruption, la poitrine s'affecta, la phthisie parut imminente. Deux vésicatoires portèrent à la peau et ramenèrent la santé. L'écoulement habituel se soutint.

A Sainte-Hélène, l'insalubrité des lieux, les regrets et le chagrin, ruinant tout-à-coup les forces, permirent au miasme chronique d'exercer violemment ses ravages qui éclatèrent sous la forme d'une maladie mortelle.

— Mais, dira-t-on, ces mauvaises conditions hygiéniques, matérielles et morales, sont bien capables à elles seules de produire une maladie grave.

— Pourquoi donc, répondrai-je, des conditions hygiéniques encore pires, comme chez des prisonniers plongés dans les cachots et chez tant d'autres malheureux, sont-elles loin de produire constamment des maladies graves ? N'est-ce

On objectera peut-être la découverte de l'insecte de la gale, *acarus scabiei*, lequel produirait cette maladie réputée, dès-lors, purement locale.

Je répondrai que rien ne prouve que l'*acarus* soit la cause de la gale. Ne semble-t-il pas plus probable qu'il est, au contraire, un effet ou une complication de la psore?

Voici comment s'exprime le professeur Biett : « L'existence de l'acarus une fois bien démontrée, » il reste encore à étudier plusieurs questions très- » importantes. Est-ce la présence de cet insecte qui » occasionne seule la gale? N'est-elle qu'un acci- » dent, une complication? Dans le premier cas, » pourquoi ne le retrouve-t-on pas dans toutes les » circonstances? Pourquoi ce siége de prédilection, » pour ainsi dire, des sillons entre les doigts et au- » devant des poignets? Pourquoi cette énorme dif- » férence entre le nombre des insectes et celui des » vésicules? »

Ne voit-on pas d'autres insectes apparaître dans divers cas, non comme cause, mais comme effet de la maladie?

Si l'*acarus* n'est qu'un effet extérieur, sa présence ne porte nullement atteinte à la théorie de Hahnemann.

---

point parce que ces conditions fâcheuses ne constituent que les *occasions* de ces maladies, tandis que les miasmes internes en sont les *causes?*

Cette théorie amène une conséquence pratique des plus importantes : c'est qu'on ne doit jamais supprimer l'éruption par des moyens locaux ; mais qu'il faut détruire radicalement l'affection générale par des médicaments internes appropriés.

Lorsqu'on supprime l'éruption par des moyens extérieurs, l'affection interne se déploie et se transforme en des maladies plus graves.

Ici encore, comme lorsqu'il s'agissait de la méthode palliative, l'impatience du malade et l'imprévoyance du médecin enfantent des résultats pernicieux. Préoccupés l'un et l'autre du mal superficiel, et négligeant l'affection intérieure, ils ne cherchent qu'à faire disparaître le symptôme saillant, sans s'inquiéter des suites d'un traitement si peu réfléchi.

Plus sage, plus prudente, la méthode hahnemanienne n'achète pas un soulagement prompt, mais passager, au prix de longues souffrances futures. Guidée par des vues larges et profondes, elle ne borne pas son examen et ses soins à l'état local et actuel ; elle sonde le passé et s'occupe de l'avenir ; remonte à la cause originelle et prévient les conséquences éloignées. Elle ne sacrifie jamais l'intérêt bien entendu du malade, à ses sollicitations aveugles. Au lieu d'une palliation éphémère, son but est la cure radicale.

Ses recherches remontent jusqu'aux parents du malade ; sa prévoyance s'étend jusqu'aux enfants de celui-ci. Elle poursuit les *miasmes* héréditaires, pour en combattre les effets et pour en prévenir la transmission.

C'est ainsi que la théorie de Hahnemann intéresse la morale et l'hygiène publique : « Les virus chro-
» niques , dit M. Léon Simon , sont pour nous
» comme le lien de solidarité matérielle ou physio-
» logique que la Providence a établi entre tous les
» membres de l'espèce humaine. C'est par ce lien
» que les générations se touchent les unes les autres
» physiquement, et qu'elles sont responsables les
» unes des autres, de même que, sous le rapport
» moral et politique, les pères répondent du bonheur
» de leurs enfants, et par l'éducation qu'ils leur
» donnent, et par les institutions qu'ils leur lèguent. »

L'École régnante connaissant les effets du virus *syphilitique,* a appelé la surveillance publique sur le foyer de ce virus. Les travaux de Hahnemann venant dévoiler les ravages et les dangers terribles du virus *psorique,* doivent attirer l'attention des gouvernements, sous le rapport prophylactique, sur l'*état militaire,* comme principal foyer de la gale.

Ainsi, on pourrait arriver peu à peu à faire décroître et peut-être à éteindre totalement les trois miasmes, causes originelles de la plupart des maux chroniques qui affligent l'humanité.

Tels sont les préceptes fondamentaux donnés par Hahnemann. Observateur exact, logicien sévère, sa méthode embrasse l'ensemble des symptômes phy-

siques et moraux, les causes originelles et les causes
occasionelles, tout ce que les sens peuvent saisir,
et tout ce que l'esprit peut rigoureusement en dé-
duire ; elle n'exclut que les idées hypothétiques et
hasardées. Ce n'est point là un de ces systèmes plus
ou moins ingénieux, enfantés dans le cabinet, propres à séduire l'imagination par un éclat factice ; c'est
une doctrine positive fondée sur l'expérience, et
que tous les jours l'expérience démontre. Comme
le géant de la fable, qui prenait des forces en tou-
chant le sol, l'homœopathie s'affermit et triomphe
sur le terrain de la pratique.

Le but de ses efforts est la guérison des malades, et non ce vain étalage scientifique réprouvé
par Sydenham, qui reprochait aux médecins de *con-
fabuler* à perte de vue, au lieu d'agir efficacement.
Précise et catégorique dans ses préceptes, l'application ne laisse pas d'en être difficile, et d'exiger
beaucoup de travail et d'études.

Je n'ai voulu donner ici qu'une idée générale de
cette doctrine. Je renvoie les lecteurs qui désirent
la connaître à fond, aux ouvrages spéciaux où elle
est exposée avec tous les éclaircissements nécessaires, sous le rapport de la théorie et de la pratique.

CHAPITRE IV.

—

PROPAGATION DE L'HOMŒOPATHIE.

Par un progrès insensible, mais continu, cette découverte s'est répandue d'abord en Allemagne qui l'a vue naître, ensuite dans tous les États européens et même en Amérique. Un grand nombre de médecins, élevés dans les principes de l'ancienne médecine, et, la plupart, versés depuis long-temps dans la pratique, ont examiné avec soin et adopté avec ardeur la doctrine nouvelle.

En France, c'est en 1830, à Lyon, que le docteur comte Desguidi a, le premier, introduit et pratiqué l'homœopathie. Et à présent, il y a des médecins homœopathes dans presque toutes les villes de premier et de second ordre.

Une vingtaine de congrès homœopathiques, réunissant plusieurs médecins régnicoles, quelquefois même étrangers, ont été successivement tenus à Dresde, Leipsick, Magdebourg, Kœthen, Berlin, Dessau, Francfort-sur-le-Mein, Brunswick, etc.; en 1833, à Lyon; en 1835 et en 1846, à Paris.

Des prix ont été fondés pour les meilleurs Mémoires sur divers points de la doctrine nouvelle.

Des Sociétés homœopathiques se sont formées jusqu'en Sicile et aux États-Unis. Celle de Sicile a été élevée par le Gouvernement au rang d'Académie royale. En 1845, on a établi, à Londres, la *Société homœopathique britannique* ; à Dublin, la *Société homœopathique irlandaise* ; à Madrid, la *Société hahnemannienne*, qui compte dans son sein trois professeurs de l'École de médecine et de chirurgie. A Paris, il existe deux Sociétés de ce genre : l'une qui porte également le nom de *Société hahnemannienne*, et l'autre celui de *Société de médecine homœopathique*.

Dans le cours de ses longs voyages, M. de Lagrenée a constaté que l'homœopathie compte de nombreux sectateurs en Grèce, en Turquie, en Égypte.

Outre les ouvrages qu'elle a publiés, la nouvelle école possède pour organes actuels ou passés, des journaux écrits dans diverses langues. Les *Archives homœopathiques*, publiées sous la direction de *M. Jourdan*, membre de l'Académie royale de médecine, la *Gazette homœopathique* de Gross, le *Journal homœopathique* de Stapf, la *Bibliothèque homœopathique* de Genève, la *Revue spécifique*, les *Annales*, etc., forment en somme plus de 60 volumes. Il y a des journaux d'homœopathie à Paris, à Bordeaux, à Marseille, à Londres, Édimbourg, Madrid, Bologne, New-Yorck, Philadelphie, etc.

La doctrine de Hahnemann a fait de puissants prosélytes, jusque dans les rangs de l'enseignement officiel, tels que : MM. Henderson, professeur de clinique à l'Université d'Édimbourg ; Zlatarowich, professeur à la Faculté de Vienne ; d'Amador, professeur à la Faculté de Montpellier ; Mabit, professeur à l'École de Bordeaux; Roth, à l'Université de Munich ; Fletscher, en Écosse ; Liedebeck, professeur d'anatomie à l'Université d'Upsal ; Félix Janer, professeur et doyen à la Faculté de Barcelonne, etc. Le professeur Bréra, de Venise, a hautement proclamé l'importance et les progrès de l'École nouvelle.

A Paris, dans l'enseignement libre, M. Léon Simon attire un auditoire empressé à ses profondes et brillantes leçons, consacrées à l'exposition large, aux vastes développements des principes hahnemanniens.

Des thèses en faveur de l'homœopathie ont été soutenues par MM. Juvin, Saintaur, Simon fils et Molin fils, à la Faculté de Paris; par MM. Désauches, de Bonneval et Béchet, à la Faculté de Montpellier.

Une chaire d'homœopathie a été fondée à Heidelberg par le Gouvernement. La ville de Goettingue a réclamé une chaire pareille. A Karlsruhe, les députés du grand-duché de Bade ont voté à l'unanimité la création d'une chaire d'homœopathie dans chaque Université.

La *Gazette des hôpitaux*, dans son N° du 8 janvier 1842, annonce que, « par un décret d'octobre » 1841, l'empereur d'Autriche a créé une chaire » d'homœopathie à la Faculté de Vienne, et nommé » professeurs MM. les docteurs Worm et Nerhac. »

A Rio-Janeiro, on a établi un Institut d'homœopathie, avec six professeurs.

La nouvelle doctrine compte parmi ses sectateurs des praticiens placés dans une haute sphère ; entre autres, le docteur Quin, médecin du roi des Belges ; le docteur Nunez, médecin de la reine d'Espagne ; le chevalier de Horatiis, médecin du roi de Naples ; le docteur Necker, médecin du duc de Lucques ; le docteur Évrard, médecin du roi de Hollande, etc.

Les succès obtenus par l'application de cette méthode ont amené la création d'hôpitaux homœopathiques. On en a établi à Saint-Pétersbourg, à Munich, Leipsick, Güns, Elberfeld ; à Gyongyos et à Miskoltz, en Hongrie ; à Linz, capitale de l'Autriche supérieure. En 1828, le docteur Hermann fut envoyé par l'empereur Nicolas, à Tulzyn, en Podolie, pour établir un hôpital militaire homœopathique. A Berlin, on a consacré quarante lits à une clinique de ce genre.

En 1829, le roi de Naples ordonna l'ouverture d'une clinique homœopathique dirigée par les docteurs de Horatiis et de Romani, son suppléant, et surveillée par dix commissaires, médecins non homœopathes. De ces commissaires, la plupart ne se

rendirent qu'un petit nombre de fois aux visites ,
où ils apportèrent le désordre et le scandale ; deux
d'entre eux y assistèrent régulièrement et devinrent
partisans de l'homœopathie, qu'ils défendirent dans
leurs écrits. Malgré les calomnies répandues par la
malveillance, les cahiers officiels de la clinique con-
statèrent des résultats très-heureux. Elle fut fermée
par suite du départ du docteur de Horatiis , obligé
d'accompagner en Espagne le roi François Ier, dont
il était le médecin.

La *Gazette des Hôpitaux* , dans le Nº déjà cité,
annonce la création , à Vienne , d'un « service de
» 100 lits , à l'hôpital Sainte-Élisabeth , pour le
» traitement homœopathique, confié aux soins du
» docteur Lévi. » A Nice , M. l'abbé Césole a fondé
une maison de charité , où il constate les bons effets
de la nouvelle méthode. Au Brésil , il existe huit
dispensaires homœopathiques. A Londres, un riche
négociant, guéri par cette méthode, a établi un
hôpital homœopathique , et trois dispensaires du
même genre sont soutenus par l'aristocratie. En
1846 , à Vienne et à Moscou , de nouveaux hôpitaux ont été consacrés à l'homœopathie. A Turin ,
on lui a réservé 14 lits dans un petit hôpital.

En France , on a établi des services homœopathiques à Bordeaux , dans les salles du docteur
Mabit ; à Luxeuil et à Thoissey. Un médecin de
Mâcon , ayant annoncé dans un Journal de cette
ville, que les administrateurs de l'hospice de Thois-

sey venaient d'interdire au médecin de cet hôpital
l'emploi de l'homœopathie , les administrateurs ont
adressé à ce Journal une lettre dont les passages
suivants méritent d'être mis sous les yeux du
lecteur.

« Nous ne saurions garder le silence sur une al-
» légation purement gratuite, qui suppose que nous
» ne connaissons pas les limites de nos attributions,
» et que nous nous sommes mêlés de juger des choses
» hors de notre portée.

» Les administrateurs des hospices ont été établis
» pour régir les biens et les revenus de ces établis-
» ments, pour veiller à leur bonne tenue, et à ce
» que chaque personne qui y est employée fasse
» exactement son service, mais non pour diriger
» les médecins dans la pratique de leur art, auquel
» les administrateurs sont complétement étrangers
» par leurs études.

» Il serait donc tout au moins fort ridicule de
» notre part, que nous nous fussions permis d'inter-
» dire au médecin de notre hôpital un moyen pra-
» tique quelconque de l'art de guérir qu'il croit bon
» et juge à propos d'employer.

» La médecine est un art libéral et en même
» temps parfaitement libre dans son application.
» Jamais, et c'est ce qui prouve la considération
» dont il a joui, jamais, dans aucun temps, dans
» aucun pays, sous aucun régime, les pouvoirs pu-
» blics les plus absolus ne se sont avisés d'interdire

» ou de prescrire aux médecins tel ou tel mode de
» traitement, et de prononcer entre telle ou telle des
» doctrines médicales opposées entre elles , que l'on
» a vu se succéder ou régner simultanément , se
» disputant la confiance publique.

» En démentant formellement le fait que , par une
» erreur impossible à expliquer , M. C.... a avancé
» dans son écrit, nous déclarons que , lors même
» que nous eussions eu le droit qu'il suppose, nous
» n'aurions été nullement disposés à en user. Nos
» registres attestent , en effet, que, depuis l'entrée
» en fonction de M. Gastier , le nombre des décès ,
» relativement au nombre des malades admis à l'hos-
» pice , a été moindre qu'auparavant ; que les dé-
» penses en remèdes , en frais de pharmacie, ont été
» presque nulles , et que le service , devenu plus
» simple , plus facile, a été sensiblement allégé.

» Signés , les administrateurs de l'hospice de
» Thoissey : *Magat* , maire , président ; *Challaud* ,
» adjoint; *Lorin* , membre du Conseil général ;
» *Ducrest*, curé ; *Billaud aîné* ; *Aillaud*.

» Thoissey , 2 janvier 1846. »

A Fontainebleau , le docteur Laburtbe , chirur-
gien-major du 4ᵉ régiment de hussards, a , pendant
deux ans, traité homœopathiquement ces militaires
avec un succès frappant , authentique.

Les bons effets de l'homœopathie dans le traitement du choléra, ont beaucoup contribué à la pro-

pagation de cette méthode et à la création de ces hôpitaux.

En 1832, le professeur Roth reçut du roi de Bavière la mission de parcourir l'Allemagne, la Hongrie et la Bohême, pour y recueillir tous les documents relatifs au traitement homœopathique de cette redoutable épidémie. Les résultats de cette investigation officielle furent très-favorables à ce genre de traitement, et, dans son rapport, le professeur ajoutait : « En publiant les nombreux ser-
» vices que les homœopathes ont rendus à Prague,
» à Vienne et en Hongrie, dans le traitement du
» choléra, je dois faire observer que les médecins
» dont je fais mention dans cet Opuscule, me sont,
» non-seulement connus personnellement ; mais en-
» core ont droit à la plus honorable recommanda-
» tion pour leur amour de la vérité, et pour ce sen-
» timent d'honneur et de conscience qui leur est
» propre et leur fait éviter scrupuleusement, dans
» leurs récits, tout ce qui pourrait y ressembler à
» de l'exagération. »

A Berlin, le docteur Stüller sur 34 cholériques traités homœopathiquement, en guérit 29. En Russie, le docteur Seider traita d'abord par l'ancienne médecine 93 cholériques et en perdit 69. Ce mauvais résultat l'engagea à essayer le traitement homœopathique : sur 109 nouveaux malades, il n'en perdit plus que 23. En Hongrie, le docteur Bakody, après avoir été deux fois atteint de l'épidémie et avoir dû deux fois sa guérison à l'homœopathie, guérit par cette méthode 148 cholériques sur 154. Les docteurs Hermann et Zimmermann de Saint-Pétersbourg, chargés par le gouvernement russe de la direction homœopathique d'un hôpital de cholériques, obtinrent des succès non moins remarquables.

En somme, la pratique des médecins homœopathes, répandus en Autriche, en Hongrie, en Moldavie, a donné les chiffres suivants : Cholériques traités, 3,017 ; guéris, 2,753 ; morts, 264.

On lit dans le docteur Quin : «Voici un témoi-
» gnage qui, par son caractère vénérable et ses mo-
» tifs philanthropiques, doit être d'un grand poids
» auprès des hommes sans préjugés ; c'est celui du
» père Veith (reçu docteur en médecine avant
» d'embrasser l'état ecclésiastique), prédicateur de
» la cour et de la cathédrale de Saint-Étienne, à
» Vienne. Ce digne ecclésiastique, appelé au lit des
» malades à leur dernière heure, était affligé de voir
» succomber tant de malheureux ; convaincu, depuis
» quelque temps, de la vérité de la doctrine homœo-
» pathique, et secondé par son frère, professeur à
» l'Académie, il soigna tous les malades voisins de
» la cathédrale. Tel fut le succès de leur pratique,
» qu'ils ne perdirent que 3 malades sur 125, et nous
» ferons remarquer que l'épidémie était alors, à
» Vienne, à son plus haut degré d'intensité. »

Le père Bayer, envoyé dans la colonie catholique de Baltimore, a fait, comme le père Veith, une heureuse application de la nouvelle méthode, et conquis ainsi une influence utile pour la conversion des âmes.

Lorsque, en 1832, le choléra éclata à Paris, malheureusement l'homœopathie était à peine connue en France. Après avoir traité homœopathiquement le choléra à Tischnowitz, le docteur Quin se trouvant alors à Paris, y obtint des résultats importants, et publia à ce sujet une brochure qui entraîna l'adhésion de quelques médecins français.

Le docteur Mabit, envoyé par l'intendance de la Gironde, à Londres et à Paris, pour étudier le choléra, fit paraître, de retour à Bordeaux, un compte-rendu de ses observations, dans lequel il avouait l'insuffisance des divers traitements appliqués sous ses yeux, et attirait l'attention sur l'homœopathie dont il avait entendu citer les bons effets.

Le choléra ayant éclaté à Bordeaux, le docteur Mabit, mécontent des résultats obtenus par les moyens ordinaires, en vint à essayer le traitement homœopathique à l'hôpital Saint-André. Le succès fut tel, que ce professeur se convertit entièrement à la médecine nouvelle et la fit exclusivement régner dans ses salles.

Le docteur Ouvrard, chirurgien en chef de l'hôpital d'Angers, sur 12 cholériques traités homœopathiquement, n'en perdit que 1.

En 1835, lorsque le choléra attaqua le midi de la France, des médecins homœopathes de Paris sollicitèrent , sans pouvoir l'obtenir, la mission officielle de se rendre dans les villes en proie à l'épidémie , mission nécessaire pour se procurer des malades dans des villes où ils étaient inconnus.

. Des médecins de Lyon appelés à Marseille par l'autorité pour venir en aide aux médecins de cette cité atteinte de l'épidémie, furent pourvus d'ambulances. Deux médecins homœopathes, également de Lyon, s'étant rendus spontanément à Marseille, ne purent, malgré leurs efforts, obtenir aucune ambulance , et ne traitèrent par suite qu'un assez petit nombre de malades, avec des succès remarquables dont les journaux de la ville firent mention.

En résumé, l'homœopathie a, dans les deux mondes , de nombreux sectateurs, dont quelques-uns occupent une haute position scientifique ou sociale ; elle range sous sa bannière des associations , des journaux, des chaires, des hôpitaux. De tous les points du globe , des milliers de voix s'élèvent pour proclamer son efficacité curative. Et , remarque importante ! c'est dans les classes élevées, instruites, que cette doctrine a fait des conquêtes. De même que, pour pénétrer dans mon esprit, elle a mis beaucoup de temps pour se répandre dans le monde ; mais , si elle a marché lentement, elle n'a jamais reculé.

Elle peut s'appliquer ce mot du grand homme qui règne sur l'Église : Je suis tortue, je ne suis pas écrevisse.

Un tel état de choses ne permet pas aux médecins de s'endormir sur le commode oreiller de l'indifférence. Décidément, il faut en venir à l'examen d'une doctrine ainsi appuyée, à un examen sérieux, approfondi, soutenu.

Voilà ce qu'il faut faire; voyons ce qu'on fait.

CHAPITRE V.

—

Il y a une quinzaine d'années, M. Andral essaya les doses homœopathiques, à l'hôpital de la Pitié. Il n'obtint et ne devait obtenir aucun résultat, parce qu'il avait omis les conditions essentielles de l'expérience. Complétement étranger aux préceptes de Hahnemann, il procéda en dépit de toutes les règles de la nouvelle école, et, s'il eût réussi, chose impossible, son succès aurait renversé les bases de l'homœopathie.

Vers la même époque, M. Bally agit plus convenablement en priant deux médecins homœopathes d'appliquer leur méthode dans une salle de l'Hôtel-Dieu. Pour arriver à des résultats décisifs, M. Bally aurait dû : 1° soumettre au traitement de ces homœopathes un nombre suffisant de malades pris au hasard parmi tous ceux qui entraient à l'hôpital; 2° suivre les visites de ces médecins, afin d'examiner avec eux les effets des médicaments, attendu que, même sans amener toujours la guérison, des remèdes peuvent produire des modifications et des améliorations frappantes pour l'observateur attentif.

Aucune de ces conditions ne fut remplie. On n'accorda aux médecins homœopathes que quelques incurables, entre autres un phthisique avancé, une hydropique ayant subi plusieurs fois la ponction, enfin des malades atteints d'affections chroniques, exigeant un long traitement, lesquels sortirent de l'hôpital dès qu'ils se sentirent soulagés, sans attendre la guérison. Les résultats ne furent et ne pouvaient être concluants ni pour ni contre l'homœopathie.

En 1835, le Ministre de l'instruction publique, ayant demandé à l'Académie de médecine s'il convenait d'accorder un hôpital aux homœopathes, qui voulaient appliquer au grand jour et sous les yeux du public médical la nouvelle méthode, l'Académie répondit négativement, en alléguant les semblants d'expériences que je viens de citer, et sans opposer aucun argument sérieux. Une seule objection spécieuse fut présentée ; «Les faits que supposent les » principes mis en avant par Hahnemann sont si » nombreux, que vingt personnes, en y consacrant » toute leur vie, n'auraient pas pu accomplir la tâche » de les fonder sur l'expérience et l'observation. »

Mais un homme de génie n'est-il pas capable d'observer et de voir, à lui seul, autant que plusieurs hommes ordinaires réunis ? Un principe lumineux n'éclaire-t-il pas toute une série de faits, comme le prouve l'histoire de toutes les découvertes ? Et d'ailleurs, quand les immenses travaux de Hahnemann contiendraient quelques erreurs de détail, serait-ce une raison pour rejeter en bloc sa doctrine?

Depuis la sentence défavorable portée par l'Académie de médecine, l'homœopathie n'a fait que se répandre de plus en plus, et on a été forcé de rompre le dédaigneux silence qu'on affectait à l'égard de la jeune école.

En 1842, dans un discours d'ouverture pour la rentrée de la Faculté de médecine de Paris, M. le professeur Trousseau a consacré à l'homœopathie un passage dont chaque ligne mérite d'être relevée, commentée. Après avoir parlé du magnétisme, des superstitions, etc., le professeur s'exprime ainsi (Je transcris la *Gazette des Hôpitaux*) :

« Il semblait que la mesure était comblée, que l'on » avait dépassé la limite de l'extravagant et de l'ab- » surde ; mais non, il restait l'homœopathie. Et » lorsque, dans un demi-siècle, l'histoire de la mé- » decine enregistrera les prodigieuses élucubrations » des adeptes de la doctrine, nos neveux se refuse- » ront à croire qu'il y ait eu des cerveaux assez ingé- » nieusement bizarres pour imaginer l'homœopathie, » et des hommes, d'ailleurs sensés, dupes d'une » aussi prodigieuse mystification.

» ..... On leur dira qu'il y a eu dans Paris quel- » ques médecins qui, sérieusement, sans calcul » d'intérêt ignoble, ont cru à de pareilles bouffon- » neries ; on leur dira que des gens éclairés, d'une » intelligence élevée, ont cru être guéris par les

» globules homœopathiques , et se sont rendus les
» plus ardents apôtres de la nouvelle médecine.

» On leur dira qu'il s'est trouvé dans les univer-
» sités médicales , des professeurs assez oublieux de
» leur gravité , assez ignorants de la pathologie ,
» pour parler sérieusement de l'homœopathie , telle
» qu'elle nous est venue de l'Allemagne ! »

Reprenons phrase par phrase :

« Lorsque , dans un demi-siècle , l'histoire de la
» médecine enregistrera les prodigieuses élucubra-
» tions des adeptes de la doctrine , nos neveux se
» refuseront à croire , etc. »

Si l'homœopathie ne datait que de cinq ou six ans,
on pourrait risquer la supposition que , dans un
demi-siècle , elle n'existera plus que comme souve-
nir historique. Mais cette doctrine étant enseignée
et pratiquée depuis près de cinquante ans , pendant
lesquels elle n'a fait que grandir , se développer et
se répandre, la prédiction du professeur est par trop
aventurée.

« Nos neveux se refuseront à croire qu'il y ait eu
» des cerveaux assez ingénieusement bizarres pour
» imaginer l'homœopathie , et des hommes , d'ail-
» leurs sensés , dupes d'une aussi prodigieuse mys-
» tification. »

Qu'y a-t-il de bizarre dans l'admission du principe
homœopathique pressenti , reconnu par plusieurs
sommités de l'ancienne école ? Et, quant aux atténuations médicamenteuses , Hahnemann n'a rien *ima-*

giné ; il a été conduit par l'expérience à la réduction progressive des doses et à la découverte des effets de la dynamisation. Pour ce qui est de la *mystification* dont *des hommes* , *d'ailleurs sensés* , sont *dupes* , elle se montre *prodigieuse* , en effet, puisqu'elle résiste , depuis près d'un demi-siècle, à l'action du temps et à l'épreuve journalière des faits.

« On leur dira (à nos neveux) qu'il y a eu , dans
» Paris, quelques médecins qui , sérieusement , sans
» calcul d'intérêt ignoble , ont cru à de pareilles
» bouffonneries. »

Dans Paris !... et dans toute l'Europe , et en Amérique , partout, il y a des médecins qui croient à ces *bouffonneries... sans calcul d'intérêt ignoble.....* Par le temps qui court , ce désintéressement a bien son mérite. Remercions **M.** Trousseau d'y avoir rendu justice.

« On leur dira que des gens éclairés , d'une intel-
» ligence élevée , ont cru être guéris par les globules
» homœopathiques , et se sont rendus les plus fidèles
» apôtres de la nouvelle médecine.»

Ainsi, d'une part , des médecins *ont cru guérir ;* d'autre part , *des gens éclairés , d'une intelligence élevée ont cru être guéris* par l'homœopathie ; et les uns et les autres, placés de manière à suivre de près les effets du traitement, sont déclarés atteints d'illusion par M. Trousseau qui n'a ni vu , ni examiné. Notez que la haute intelligence et les lumières de ces malades, doivent être bien incontestables , puisque le professeur leur accorde ces qualités, en dépit de leur croyance à des *bouffonneries*, qui *dépassent les limites de l'extravagant et de l'absurde*, et constituent une *prodigieuse mystification*. Or, les *gens éclairés et d'une intelligence élevée* examinent avec soin, jugent avec réflexion; et si ceux-ci *se sont rendus les plus ardents apôtres de la nouvelle médecine*, on doit conclure que leurs maladies étaient graves ou opiniâtres, et que les cures ont été frappantes, rapides, capables d'exciter l'étonnement et l'admiration.

« On leur dira (toujours à nos neveux) qu'il » s'est trouvé dans les universités médicales des pro- » fesseurs assez oublieux de leur gravité, assez igno- » rants de la pathologie, pour parler sérieusement » de l'homœopathie, telle qu'elle nous est venue de » l'Allemagne! »

Ah! monsieur le professeur, prenez garde! Vous enlevez à la robe professorale le prestige qui l'environne; vous détruisez ma confiance, peut-être un peu naïve. Je croyais que tout homme investi des fonctions du professorat dans une université médicale pouvait bien être taxé d'erreur, mais qu'on ne pouvait jamais élever jusqu'à lui le reproche d'ignorance... d'ignorance en pathologie, c'est-à-dire, dans la science la plus nécessaire au médecin. Il paraît que j'étais dupe, et que le titre de professeur n'offre pas toujours une garantie de savoir; c'est un professeur qui le dit!

Mais non : *respectueux et reconnaissant envers mes*

maîtres, ainsi que j'en ai fait le serment en recevant le bonnet doctoral, je n'admettrai jamais, dans la haute région où sont placées les chaires médicales, cette honteuse *ignorance de la pathologie*. Je reconnais seulement qu'il y a des professeurs, comme M. Trousseau, qui ignorent l'homœopathie. Et n'est-ce pas se montrer *oublieux de sa gravité*, que de parler, en des termes si inconvenants, d'une matière qu'on ignore et de ceux qui l'ont sérieusement étudiée?

N'y a-t-il pas, en même temps, une étrange infatuation de soi-même, à transformer les bornes de ses connaissances personnelles en colonnes d'Hercule de la science, et à réputer chimères et mystification tout ce qui se trouve au-delà?

Ces professeurs qui, non-seulement *parlent sérieusement de l'homœopathie*, mais encore s'en servent dans la pratique, après avoir déjà fait leurs preuves dans la science, amis infatigables du progrès, n'ont pas reculé devant de nouvelles et pénibles études. Pour le moins, comme M. Trousseau, ils savent la médecine ancienne, et de plus que M. Trousseau, ils savent l'homœopathie. Et c'est lui qui ose les les accuser d'ignorance ! Quelle transposition de rôles ! ......

Laissons-le poursuivre :

« Riez, Messieurs, riez de l'homœopathie; riez
» de ceux qui croient avoir été guéris par l'ho-
» mœopathie; presque tous vous y croiriez aussi

» sans la monstrueuse ineptie de la dilution des glo-
» bules.

» En effet, supposons, pour un moment, que
» vous ignorez le mode de préparation des médica-
» ments homœopathiques, et voyez-les administrer
» dans un hôpital. Les rougeoles, les varioles, les
» scarlatines, les catarrhes aigus, les pleurésies
» légères, les entérites, les angines, les convul-
» sions de la dentition, les érysipèles, les hémor-
» rhagies, beaucoup de fièvres graves, guériront le
» plus souvent, guériront bien avec ces globules ho-
» mœopathiques.

» De quel droit alors refuserez-vous créance aux
» médicaments homœopathiques ?

» De quel droit ? Messieurs. Du droit dont vous
» usez trop peu, du droit que vous avez de vous
» enquérir avant tout et par tous les moyens possi-
» bles de la marche naturelle des maladies... Si, au
» lieu d'accepter, intelligences serviles, la parole du
» maître, au lieu d'épouser les querelles qui divisent
» les chefs de votre enseignement, vous aviez profité
» de la diversité des méthodes de traitement pour étu-
» dier les évolutions nécessaires des actes patholo-
» giques, vous auriez vu que, dans un grand nombre
» de maladies aigües, et notamment, dans celles
» dont je viens de parler, nous n'avons pas le droit
» d'être fiers, en général, de notre intervention thé-
» rapeutique, car la nature les mène presque tou-
» jours à bonne fin ; et dans ce cas, il faut l'avouer,

» la médecine homœopathique, qui se résume dans
» l'expectation, sera plus utile, ou plutôt moins nui-
» sible, que bien des modes de traitement actif. »

Reprenons :

« Riez, Messieurs, riez de l'homœopathie; riez
» de ceux qui croient avoir été guéris par l'homœo-
» pathie; presque tous vous y croiriez aussi sans
» la monstrueuse ineptie de la dilution des glo-
» bules.»

Ceci tombe d'aplomb sur deux collègues de l'orateur, MM. Andral et Bally, qui ont expérimenté
ou fait expérimenter les dilutions homœopathiques.
Si ces dilutions sont une *monstrueuse ineptie*, que
doit-on penser de ces deux médecins qui ont pris la
peine de soumettre leurs malades à l'essai de pareils moyens?

« Les rougeoles, les varioles, les scarlatines,
» etc., guériront bien avec ces globules homœopa-
» thiques. »

Ne dirait-on pas que les médecins homœopathes
ne traitent et ne guérissent que ces maladies et celles
qui cèdent facilement? C'est précisément le contraire
qui a lieu. Tant que la maladie est récente, le patient
s'en tient, en général, à la médecine régnante qui
a l'avantage de la priorité. C'est dans les cas invétérés et rebelles aux moyens ordinaires, qu'on s'a-
dresse à une méthode nouvelle. C'est dans la classe
si nombreuse des maladies chroniques (dont l'orateur ne parle pas), que l'homœopathie a le plus

souvent occasion d'obtenir ses succès les plus frappants.

Les gens éclairés, d'une intelligence élevée, qui ont cru être guéris par cette médecine, si en effet leurs maladies n'avaient pas été invétérées ou rebelles, auraient-ils attribué la cure à l'homœopathie? N'auraient-ils pas été les premiers à dire ce que savent dire les plus ignorants : Le mal devait passer de lui-même?

M. Trousseau continue, en s'adressant aux élèves: « Si, au lieu d'accepter, intelligences serviles, la pa-
» role du maître, au lieu d'épouser les querelles qui
» divisent les chefs de votre enseignement, vous
» aviez profité de la diversité des méthodes de trai-
» tement pour étudier les évolutions nécessaires des
» actes pathologiques, vous auriez vu que, dans un
» grand nombre de maladies aiguës, nous n'avons
» pas le droit d'être fiers, en général, de notre in-
» tervention thérapeutique.... »

M. Trousseau tend ainsi à introduire le fatalisme dans la pathologie, l'incrédulité dans la thérapeutique. Les disciples qui acceptent la parole du maître sont traités *d'intelligences serviles* ; les élèves sont constitués juges de leurs professeurs qu'ils peuvent à peine comprendre et apprécier !

Que la pratique et l'enseignement des collègues de M. Trousseau rendent la critique nécessaire, je l'accorde sans peine ; que les élèves soient en état d'appliquer cette critique, je le nie.

L'esprit de défiance et de contrôle recommandé par M. Trousseau à ses jeunes auditeurs, serait aussi dangereux que déplacé chez des élèves encore sans expérience. Plus tard seulement, formé par la pratique, on peut utilement porter l'examen sur les éléments de son éducation médicale, et, sans manquer au respect et à la reconnaissance, réformer ou étendre les notions qu'on a reçues de ses maîtres. Je me rappelle que, il y a deux ans, étant à Paris, et me retrouvant avec plaisir dans ces salles de clinique que j'avais parcourues, il y a dix-sept ans, je me permettais quelquefois de sourire en écoutant certaines prescriptions ; et je me sentais alors complétement et légitimement affranchi de cet esprit de soumission qui, quoi qu'en dise M. Trousseau, est nécessaire chez les élèves.

A l'audition des étranges paroles prononcées par cet orateur, en séance solennelle, devant les professeurs et les étudiants réunis, quelle contenance devaient tenir les membres de la Faculté, lorsqu'il reprochait aux élèves *d'accepter la parole du maître !* Quelle mine devaient faire les professeurs de clinique en entendant M. Trousseau préférer *la médecine homœopathique qui se résume dans l'expectation, à bien des modes de traitement actif* que ces professeurs emploient ! L'orateur ne se montre-t-il pas *oublieux de sa gravité*, autant que de celle de ses collègues ? L'esprit d'incrédulité soulevé par lui contre les maîtres, ne se tourne-t-il pas contre lui-même? Et lorsqu'il vient dire : Ne croyez pas...., n'y a-t-il pas lieu, pour ce qui le concerne, de le prendre au mot ?

Ceci me remet en mémoire le passage suivant d'un journal de Paris : la *Gazette des Hôpitaux*. « Voyez » les réunions des Facultés dans leurs jours d'appa- » rat, écoutez les professeurs dans leurs chaires » respectives, assistez aux séances des Académies, » qu'entendez-vous partout ? Une seule chose : la » manifestation du moi dans ce qu'il offre de plus cas- » sant et de plus stérile... C'est l'opinion personnelle » du professeur qui tantôt vient jeter le scepticisme » et le découragement dans l'esprit d'une jeunesse » ardente ; tantôt, chose plus malheureuse, vient » par jalousie insulter un collègue. »

J'aime à croire que M. Trousseau n'a pas cédé à un pareil sentiment, mais seulement qu'il a fait preuve d'une déplorable légèreté.

Voici encore, à ce propos, le jugement porté sur ce qu'on appelle l'école de Paris, par un des plus habiles écrivains de la presse parisienne, Jean Raimond (Amédée Latour). « Je suis de ceux qui » professent que cette école ne représente ni un » principe ni une méthode ; je dis de plus qu'elle n'a » pas d'enseignement. Qui dit école dit dogme ; qui » dit enseignement dit concordance et homogénéité. » A ce point de vue, il n'y a à Paris ni école ni en- » seignement : il y a un établissement universitaire » où vingt-six professeurs, payés par le budget, » viennent individuellement imposer leurs opinions

» et leurs doctrines, et où les élèves se préparent à
» leurs épreuves en vue de tels ou tels examinateurs.
» A Paris, il n'y a pas de science, il n'y a qu'un
» art ; il n'y a pas de méthode scientifique, il n'y a
» que des méthodes thérapeutiques, ce qui est bien
» différent. L'élève en sort artiste, mais non méde-
» cin philosophe. Remarquez que ce n'est pas une
» critique que je fais ; j'expose simplement ce qui
» est ; j'en conclus seulement que quand j'entends
» dire école de Paris, j'entends une expression am-
» bitieuse, mais vide de sens. »

M. Trousseau termine en disant que les élèves,
séduits par la nouvelle doctrine, qui leur vaudrait
de plus heureux succès, en viendront, dans des
maladies terribles, à jouer sur des médicaments
inertes la vie du malade que l'ancienne médecine *va
certainement sauver.* Par un brusque revirement, le
sceptique, l'incrédule se jette tout-à-coup dans l'excès opposé, toujours par aversion pour l'homœopathie. A cela, je n'ai qu'un mot à dire : Dans le
cas où un traitement quelconque *va certainement
sauver,* je ne vois rien de mieux à employer, et il
est inutile de se tourmenter à la recherche de nouveaux moyens. Seulement, j'aurais voulu que le
professeur qui a cité plusieurs genres de maladies
susceptibles de guérison spontanée, eût énuméré à
leur tour ces cas de *maladies terribles,* dans lesquels la médecine régnante *va certainement sauver.*
Il nous eût rendu service.

Les plaisanteries de M. Trousseau n'ayant porté aucune atteinte à la doctrine nouvelle, et médecins et malades *croyant*, de plus en plus, les uns *guérir*, les autres *être guéris* par l'homœopathie, quatre ans plus tard, M. Magendie, dans la séance d'ouverture de son cours au Collége de France, est venu jeter ce cri d'alarme (Voir *l'Époque*, 16 février 1846):

« On s'est beaucoup occupé de la médecine du-
» rant l'année qui vient de s'écouler. Des médecins
» se sont réunis en congrès; des commissions ont
» été instituées, un ministre a pris de solennels en-
» gagements, et, assure-t-on, une loi qui réglera nos
» destinées, sera prochainement présentée aux
» chambres. Tout semble donc nous sourire : le vent
» souffle pour nous. Mais, au milieu de ce concours
» de circonstances et de présages heureux, se révè-
» lent des symptômes alarmants. On délibère sur
» l'avenir de la médecine; ne devrait-on pas plutôt
» prendre quelque souci de son existence même? Je
» m'explique :

» La médecine ne peut exister qu'à condition que
» les malades aient foi en elle, et qu'ils viennent
» réclamer ses secours; ce n'est point par les théo-
» ries qu'elle vit, c'est par la clientelle. Or, il est
» impossible aujourd'hui de se le dissimuler, une
» certaine partie du public abandonne la médecine
» classique, qu'on appelle ironiquement l'*ancienne*,
» la *vieille* médecine, et les malades vont se livrer,
» corps et biens, à ce qu'ils nomment la médecine

7

» nouvelle , croyant fermement s'associer ainsi aux
» progrès de l'intelligence. »

M. Magendie n'y va pas par deux chemins. Il
s'agit bien de doctrines ! il s'agit bien de théories !
*Ce n'est point par les théories , c'est par la clientelle que
vit la médecine :*

Je vis de bonne soupe et non de beau langage.

Tandis que M. Trousseau appelle l'incrédulité sur
les oracles de la science , M. Magendie prêche ouver-
tement le culte des intérêts matériels. La question
scientifique est transformée en question industrielle ;
c'est une affaire d'argent.

M. Trousseau ne veut pas que les élèves aient foi
en leurs maîtres ; mais M. Magendie tient à ce que
*les malades aient foi en la médecine , et viennent ré-
clamer ses secours. Or , il est impossible aujourd'hui
de se le dissimuler , une certaine partie du public
abandonne la médecine classique , et les malades vont
se livrer corps et biens , à ce qu'ils nomment la médecine nouvelle.*

Malheur ! trois fois malheur !..... Encore s'ils ne
livraient que leurs *corps !* Mais , n'ont-ils pas l'infamie
de livrer leurs *biens* , c'est-à-dire ce qui fait *vivre* la
médecine ! Non contents d'avaler les globules de
l'homœopathie, ils ne rougissent pas de lui apporter
les honoraires dont ils frustrent la médecine classique. O abomination !

Hélas ! on ne peut plus nier l'envahissement formidable, l'effrayante propagation de la nouvelle doctrine.

M. Magendie continue:

« L'homœopathie ne se propose rien moins que
» de renverser tout l'édifice médical avec l'arme du
» ridicule ou du mépris. Savez-vous combien elle
» possède de spécifiques? Plus de trois cent cin-
» quante. Avec quelques globules d'aconit, à la
» dose d'un billionnième de grain, elle prétend
» vous faire des saignées de quatre à cinq palet-
» tes. Vous vous évertuez à trouver le siége et la
» nature d'une maladie; vaine recherche! L'homœo-
» pathie établit que tout symptôme morbide a pour
» principe la *psore*, espèce d'agent impondérable
» que les agents réduits à des proportions impal-
» pables peuvent seuls combattre. Ainsi, ce n'est
» qu'avec des moyens infiniment petits qu'on pourra
» obtenir des effets infiniment grands. »

M. Magendie reproche à la nouvelle école d'employer *l'arme du ridicule et du mépris*. Cette *arme*,
elle l'a prise des mains de ses adversaires et l'a
retournée contre eux. Sans doute, en matière si
grave que l'art de guérir, il vaudrait mieux garder
sa gravité; mais pourquoi donc, au lieu de prêcher
d'exemple, M. Magendie cherche-t-il à défigurer
l'homœopathie, à la travestir d'une manière bur-
lesque?

Le professeur continue :

« Mais, direz-vous, les malades qui croient de telles

» absurdités sont de pauvres dupes ; les hommes
» qui exploitent de telles faiblesses sont d'effrontés
» charlatans. Vous avez peut-être raison. Mais , en
» attendant , écoutez les gens du monde et vous
» serez étonnés des cures miraculeuses que l'ho—
» mœopathie opère dans les cas les plus désespérés.
» Sans doute , il y a souvent de cruels mécomptes ;
» mais on en parle très-peu. Et , du reste , il ne
» faut pas essayer de le nier. Beaucoup de malades
» ont recouvré la santé d'une manière tout-à-fait
» inespérée , alors qu'ils étaient soumis aux pra-
» tiques de cette médecine ; et on comprend que
» l'enthousiasme ou l'intérêt aient tiré parti de ces
» faits pour exalter les prodiges de l'homœopathie.»

Après avoir proféré des paroles injurieuses contre
des hommes honorables dont M. Trousseau reconnaît le désintéressement , paroles inconvenantes qui
ne portent atteinte qu'au caractère de celui qui se
les permet , M. Magendie , allant encore plus loin
dans ses aveux que M. Trousseau, dit qu'à *écouter les*
gens du monde, on est étonné des cures miraculeuses
que l'homœopathie opère dans les cas les plus déses-
pérés. Sans doute, il y a souvent de cruels mécomptes;
mais on en parle très-peu. L'homœopathie n'a pas
la prétention de réussir toujours ; mais si l'*on parle*
très-peu de ses mécomptes, c'est sans doute parce
qu'ils sont largement couverts par la fréquence et
l'éclat de ses succès. «*Et, du reste, il ne faut pas*
» *essayer de le nier, beaucoup de malades ont recouvré*

» *la santé d'une manière tout-à-fait inespérée, alors*
» *qu'ils étaient soumis aux pratiques de cette méde-*
» *cine.* » Les succès de l'homœopathie se multi-
plient à tel point, que ses plus grands ennemis ne
peuvent plus *essayer de les nier.* « *Beaucoup de ma-*
» *lades ont recouvré la santé d'une manière tout-à-*
» *fait inespérée!....* » Nous voici loin de M. Trousseau, qui attribue tout uniment les guérisons à la
marche naturelle des maladies ! Nous allons voir à
quelle cause M. Magendie rapporte ces cures ines-
pérées.

« Ceci nous ramène, poursuit-il, à une question
» que j'ai maintes fois soulevée, et que, depuis plus
» de dix ans, je cherche à résoudre par l'expérience,
» c'est celle-ci : Quelle est l'influence du traitement
» sur la marche des maladies?....

» La médecine est toujours portée à attribuer la
» guérison aux moyens qu'elle a mis en usage ; mais,
» sachez-le bien, la maladie suit le plus habituelle-
» ment sa marche sans être influencée par la médi-
» cation dirigée contre elle..... Ce que je dis des
» médicaments est applicable également à la sai-
» gnée. Voici un malade pris de cet ensemble de
» symptômes qu'on est convenu d'appeler inflam-
» matoires. Il demande à être saigné ; dans sa con-
» viction, la saignée seule pourra le guérir. Vous
» lui ouvrez la veine, et la soustraction d'une cer-
» taine quantité de sang est suivie d'une amélio-
» ration très-sensible. En conclurez-vous nécessai-

» rement que c'est au fait même de la saignée, qu'est
» dû l'amendement des symptômes ? Prenez garde ;
» il y a peut-être là un effet moral qui vous donne
» le change sur la nature même du résultat. Je ci-
» terai, pour preuve, ce que j'ai observé maintes
» fois dans mes salles, à l'Hôtel-Dieu.

» Un malade entre, atteint d'une maladie aiguë,
» d'une pneumonie, par exemple. Il a la ferme
» croyance qu'on doit le saigner. Je lui fais ôter du
» sang, mais seulement en quantité minime, 60 à
» 80 grammes, par conséquent à dose trop faible
» pour que la circulation puisse être le moins du
» monde influencée par une soustraction aussi in-
» signifiante. Cependant vous voyez le malade re-
» prendre courage et accuser du mieux. Souvent
» une simple saignée en éprouvette suffira pour ar-
» rêter les progrès d'une maladie, que, dans un
» autre service, on eût combattue par d'abondantes
» émissions sanguines.

» Depuis plus de dix ans, je n'ai pas eu besoin
» de recourir à des saignées plus copieuses, en
» d'autres termes, je me suis plutôt proposé d'agir
» sur l'esprit du malade que sur la circulation, et
» je ne crains pas d'avancer que ma pratique n'en
» a pas été plus malheureuse. Si même je disais ma
» pensée tout entière, j'ajouterais que c'est sur-
» tout dans les services, où la médecine est la plus
» active, que la mortalité est la plus considé-
» rable. »

Ainsi, d'après M. Magendie, ce n'est pas la médecine, c'est l'imagination qui guérit les malades ; et plus la médecine est active, plus elle est meurtrière.

Aussi, dans la pneumonie, qui est, pour ainsi dire, le type des maladies inflammatoires, il fait semblant de saigner, afin d'*agir sur l'esprit du malade. Cela suffit pour arrêter les progrès d'une maladie que dans un autre service on eût combattue par d'abondantes émissions sanguines.*

En effet, un professeur de clinique à la Faculté de Paris enlève, dans l'espace de trois ou quatre jours, à un malade atteint de pneumonie, 4 ou 5 livres de sang dans les cas ordinaires, et, dans les cas plus graves, une plus forte dose.

Entre les 4 ou 5 livres de sang tirées de la veine par le médecin de la *Charité*, et les 2 onces (quelquefois moins) que tire, par manière d'acquit, le médecin de l'*Hôtel-Dieu*, la différence est un peu forte. M. Trousseau n'a pas besoin de prêcher l'incrédulité ; de telles oppositions entre les maîtres suffisent pour détruire la confiance des élèves.

M. Magendie ajoute un singulier correctif. « Remarquez, Messieurs, que je ne prétends pas exclure la saignée d'une manière absolue. Je veux seulement vous prémunir contre les conséquences qu'on peut tirer de son emploi. » En d'autres termes : Saignez, si cela vous amuse, ou amuse le malade ; mais ne *tirez pas la conséquence* que la saignée , par elle-même , soulage ou guérit , puisqu'en me bornant , même dans la pneumonie , à un simulacre de saignée, *ma pratique n'en a pas été plus malheureuse , et que c'est surtout dans les services où la médecine est la plus active, que la mortalité est la plus considérable* (1).

---

(1) Dans une de ses leçons , voici comment s'exprime M. Magendie sur le moyen par excellence de la *médecine classique :* « Vous direz, il faut donc proscrire la saignée dans la
» pleurésie , la pneumonie ? Et si nous la proscrivons, quelle
» méthode employer dans ces circonstances ? Ici, Messieurs ,
» quoique triste , je vous avouerai toute la vérité. Si on saigne
» parce que le sang est couenneux, on agit contre le fait et le
» raisonnement , et, à ce titre , je proscris la saignée. Si on
» saigne parce que cette opération soulage, diminue l'oppres-
» sion et calme la douleur , parce qu'enfin les malades guéris-
» sent habituellement par ou plutôt après l'emploi de ce
» moyen, alors empirique, j'admets la saignée. Mais , *en con-*
» *science ,* dans la plupart des cas, je ne pourrais pas affirmer
» que la maladie n'eût pas également parcouru ses périodes ,
» et ne fût arrivée à la guérison sans saignées. Ce qui confirme
» mes doutes , c'est que si , au lieu d'affaiblir le malade , sous
» le prétexte de détruire l'inflammation, vous soutenez les
» forces physiques et morales , vous suivez la maladie pas à
» pas, vous favorisez les crises qui se présentent , et vous
» aidez la nature avec la diète et les boissons aqueuses pour
» qu'elle surmonte les obstacles, vous verrez souvent des
» guérisons plus rapides encore qu'après les saignées abon-
» dantes et répétées. Pour remplir ces indications , nos
» moyens thérapeutiques sont *très-insuffisants,* je le sais ,
» puisque , dans l'état actuel de la science , la plupart du

Jamais les disciples de Hahnemann n'ont versé sur la *médecine classique* le *ridicule* et le *mépris* dont le professeur Magendie cherche à la couvrir, en la réduisant à une pure momerie faite pour agir sur l'imagination, et dont l'action réelle est impuissante ou nuisible.

Élèves, entendez-vous ? A quoi bon des études longues, pénibles, rebutantes? La médecine n'est guère qu'une jonglerie, et, *sachez-le bien*, *la maladie suit habituellement sa marche sans être influencée par la médication dirigée contre elle.* L'essentiel est de frapper le moral ! Au lieu de fréquenter les hôpitaux et les écoles, suivez plutôt les théâtres et les tréteaux pour apprendre l'art de l'histrion et la science du charlatan.

Voilà où conduit l'exagération ridicule d'une

» temps le médecin n'assiste qu'en simple spectateur aux tris-
» tes épisodes de la progression ; mais, enfin, *ne vaut-il pas*
» *mieux ne rien faire que d'agir avec la crainte d'aggraver la*
» *maladie au lieu de la combattre?...* La saignée agit en dimi-
» nuant la fibrine du sang, et, en augmentant la proportion du
» sérum, rend moins énergique la coagulation; or, tout ce
» qui diminue dans le sang cette faculté si essentielle de se
» coaguler, produit des altérations dans les organes, d'où
» résultent des affections très-graves. J'insiste sur ce point
» qui me paraît de la plus haute importance, parce que les
» conséquences immenses qui en dérivent, doivent opérer une
» révolution immense dans la théorie et la pratique de la mé-
» decine, et la tirer du chaos dans lequel elle est entrée. »

vérité banale. Tout le monde sait que le moral agit sur le physique ; qu'il y a quelques maladies produites par l'imagination et auxquelles l'imagination peut apporter remède ; que la confiance du malade favorise l'action du traitement, et peut quelquefois, à elle seule , adoucir momentanément les symptômes morbides. Mais prétendre que, dans la plupart des maladies , ce n'est pas le traitement, c'est l'imagination qui guérit ; que , dans la pneumonie , par exemple, il est plus avantageux d'*agir sur l'esprit du malade que sur la circulation* , et qu'il ne faut saigner le patient que parce qu'il *a la ferme croyance qu'on doit le saigner*, c'est se moquer de la médecine et des malades, c'est un scandale révoltant de la part d'un praticien et d'un professeur.

« Quel spectacle , s'écrie Cabanis, de voir un mé-
» decin traitant sa profession de charlatanerie, les
» connaissances qu'elle exige de frivole étalage ,
» ses devoirs de vaines simagrées !.... N'a-t-il ja-
» mais songé que ces maximes découragent les jeu-
» nes élèves dans leurs travaux, les dégoûtent de
» leurs devoirs , les disposent presque toujours au
» charlatanisme le plus profond, le plus systéma-
» tique, le plus coupable?

» Une des conditions les plus nécessaires pour
» faire des progrès dans les études , dit M. Lordat,
» dans ses *Leçons de Physiologie,* c'est d'être con-
» vaincu de la réalité de la science à laquelle on se
» livre. Sans cette persuasion, point de courage ;

» sans courage , il n'est pas possible de fournir la
» carrière où l'on est entré. »

. Laissons continuer M. Magendie.

« Ces considérations nous expliquent tout natu-
» rellement les cures dont l'homœopathie est si
» fière. L'homœopathie , au lieu d'employer la sai-
» gnée, déposera gravement sur la langue du ma-
» lade un globule d'aconit, que celui-ci avalera avec
» confiance et componction. Puis vous voyez la
» maladie s'amender! C'est qu'elle se fût amendée
» tout aussi bien sans globules, pourvu toutefois
» que quelque pratique bizarre eût parlé à son
» imagination. Il faut quelque peu de simplicité
» pour croire qu'un globule préparé d'après les for-
» mules de Hahnemann, constitue un principe actif.
» Mais aussi il faudrait ne pas avoir observé de
» malades , pour nier que ce même globule n'ait
» souvent un effet moral. On ne m'accusera pas de
» partialité en faveur de l'homœopathie. Eh bien !
» je crois fermement qu'un médecin guérira plutôt
» un malade avec des globules , si ce malade a foi
» en l'homœopathie , qu'avec les médicaments les
» plus appropriés , si ceux-ci inspiraient de la dé-
» fiance. »

Voilà le grand mot ! L'homœopathie guérit par
un effet moral ! C'est pour en venir là , que le professeur sacrifie la médecine classique elle-même au
pouvoir de l'imagination.

« L'homœopathie , au lieu d'employer la sai-

» gnée , dépose gravement sur la langue du ma-
» lade un globule d'aconit que celui-ci avalera
» avec confiance et componction. Puis vous voyez
» la maladie s'amender. C'est qu'elle se fût amen-
» dée tout aussi bien sans globules, pourvu toute-
» fois que quelque pratique bizarre eût parlé à son
» imagination. »

Sans revenir de nouveau sur ce qu'il y a de ridi-
culement exagéré à faire de l'imagination une pa-
nacée, je glisserai ici quelques observations relatives à l'administration et aux effets des médicaments
homœopathiques.

D'abord, le médecin homœopathe écrit ordinairement une ordonnance à exécuter par le pharma-
cien , qui écrase les globules dans une poudre ou
les fait dissoudre dans un liquide, et le malade les
prend comme tout autre remède, quelquefois même
sans savoir qu'il avale un remède homœopathique.
Il n'y a là aucune apparence de *pratique bizarre*.

Lors même que le médecin met un globule sur
la langue du malade, l'exiguïté du médicament ,
loin de *parler* favorablement à *l'imagination* , est
plutôt capable de provoquer un sourire d'incrédulité.

Est-ce l'imagination qui produit, chez les enfants
à la mamelle et chez les animaux, les effets mar-
qués qu'on observe après l'administration des globules ?

Est-ce l'imagination qui, chez un malade, dans

la boisson duquel on glisse, à son insu, des globules, produit les effets qui se manifestent?

Est-ce l'imagination qui fait que le malade accuse les effets spéciaux d'un médicament homœopathique, sans savoir quel est le médicament ingéré, et
quelles sont, d'ailleurs, les vertus caractéristiques
de ce médicament? On lit dans les *Études médicales*
de M. le docteur Chargé, médecin-adjoint de l'Hôtel-Dieu de Marseille, la remarque suivante : « Tous
» les malades intelligents que j'ai soumis à l'ac-
» tion des médicaments homœopathiques, je les ai
» priés non-seulement de vouloir bien étudier avec
» soin toutes leurs fonctions et toutes leurs sensa-
» tions ; mais aussi de fixer sur le papier, jour par
» jour, heure par heure, les phénomènes divers
» qui pourraient se présenter chez eux, de quelque
» nature qu'ils fussent et quelque étrangers qu'ils
» leur parussent à la maladie pour laquelle ils
» avaient réclamé mes soins. De cette manière,
» je me suis procuré plusieurs tableaux de symptô-
» mes écrits de la main même des malades ; je les ai
» maintenant sous les yeux, et, en les comparant
» à la symptomatologie de la *Matière médicale pure,*
» j'arrive indubitablement à cette certitude, savoir :
» que mes malades ont vu se manifester chez eux
» des symptômes nouveaux en assez grand nombre,
» et que ces nouveaux symptômes ne sont autre
» chose que les effets pathogénétiques de la sub-
» stance administrée. »

Tous les homœopathes ont fait des observations de ce genre.

Enfin, si c'est l'imagination qui agit, d'où vient, lorsque, dans le but d'expérimenter, on donne successivement au malade des globules de même apparence, mais les uns inertes, les autres médicamenteux, *sans l'instruire de cette différence ;* d'où vient, dis-je, qu'il n'accuse des effets qu'en prenant le médicament réel ?

« Je crois fermement, dit M. Magendie, qu'un
» médecin guérira plutôt un malade avec des glo-
» bules, si ce malade a foi dans l'homœopathie,
» qu'avec les médicaments les plus appropriés, si
» ceux-ci inspiraient de la défiance. »

D'après cela, le traitement que le malade croit le meilleur, est par cela même préférable, et tout le talent du médecin consiste à flatter les idées et les préjugés de son client.

« Ainsi, tout concourt, dit ce Professeur en ter-
» minant, à jeter de l'incertitude dans le résultat
» des traitements rationnels ou empiriques. Tantôt
» c'est l'industriel qui trompe sciemment ; tantôt
» c'est le médecin consciencieux qui, malgré toute
» sa probité, se laisse également induire en erreur
» par une fausse interprétation des moyens em-
» ployés.

» Je crois qu'en face de pareils inconvénients, il
» faut moins s'attacher à faire une loi, ou un rè-
» glement, qu'à donner aux études nouvelles une

» direction plus sérieuse. Au lieu d'exposer aux élè-
» ves des théories toutes faites et souvent très-mal
» faites, il conviendrait plutôt de leur apprendre à
» étudier les faits et à prendre pour guide l'obser—
» vation expérimentale. »

Belle conclusion !..... peu en harmonie avec
l'exorde ! Après avoir commencé par s'indigner de
l'abandon où une partie du public laisse *la médecine
classique ;* du *ridicule* et du *mépris* que l'homœopathie déverse sur cette *vieille médecine,* le professeur finit par déclarer qu'il *faut donner aux études
nouvelles une direction plus sérieuse. Au lieu d'exposer aux élèves des théories toutes faites et souvent
très-mal faites, il conviendrait plutôt de leur apprendre à étudier les faits et à prendre pour guide l'observation expérimentale.*

Des théories toutes faites !.... mais c'est indispensable ! Enseigner, c'est exposer des théories. *Des
théories très-mal faites,....* voilà le vice ! C'est le
professeur qui l'avoue. Les homœopathes n'en disent pas plus. *Il conviendrait plutôt de leur apprendre*
(aux élèves) *à étudier les faits......* Les théories
étant le résultat de l'étude plus ou moins heureuse
des faits, si les professeurs exposent *des théories
très-mal faites,* c'est qu'ils ont très-mal étudié les
faits. Peuvent-ils apprendre à la jeunesse à faire per-
tinemment ce qu'ils n'ont pas su faire eux-mêmes?
Et quant à lui donner *pour guide l'observation expérimentale,* il ne suffit pas d'observer, il faut tirer

de l'observation les conséquences légitimes qu'elle renferme , et comment les élèves y réussiraient-ils, puisque les professeurs y ont échoué ?

Ainsi, tandis que M. Trousseau recommande aux élèves de ne point accepter , *intelligences serviles , la parole du maître*, M. Magendie recommande aux maîtres de ne point *exposer aux élèves des théories toutes faites et souvent très-mal faites !*..... Le premier dit aux uns : N'écoutez pas ! Le second dit aux autres *:* Taisez-vous !

Tels sont les incroyables écarts auxquels se sont laissé entraîner , par aversion pour la doctrine nouvelle, les deux célèbres professeurs que je viens de citer. En présence de cures éclatantes attestées par la voix publique , ils n'ont pu nier l'homœopathie qu'en se jetant dans un scepticisme absolu , et ils n'ont dirigé, contre la nouvelle médecine , aucun coup qui n'ait porté en plein sur l'ancienne.

Si je relève ces attaques déjà oubliées , si je m'y arrête avec une sorte de complaisance , c'est parce que de telles divagations de la part des adversaires de l'homœopathie , sont pour elle une bonne fortune , un hommage involontaire rendu à l'éclat de ses succès, à la valeur de ses moyens.

J'ai tenu également à constater une flagrante opposition entre le défaut de principes et de croyances de la Faculté de Paris, et les fortes convictions , la doctrine arrêtée de l'École hahnemannienne.

Après avoir signalé les aberrations de ces *prin*

ces de la science , comme on les appelle , est-il besoin de ramasser les traits lancés ça-et-là contre l'homœopathie par les gens à la suite , par le *servum pecus ,* par tous ces hommes qui parlent au hasard de ce qu'ils ignorent? Il est vrai qu'ils peuvent s'y risquer sans crainte ; les personnes auxquelles ils s'adressent, n'en savent là-dessus pas plus qu'eux.

En somme , on ne trouve nulle part , au sujet de la doctrine nouvelle , une argumentation sérieuse, un examen approfondi ; on ne rencontre que des critiques superficielles , des plaisanteries ou des injures : voilà tout.

Les paroles de M. Magendie ont remué la fibre sensible d'une partie du corps médical ; elles ont ameuté les intérêts matériels. Pleins de cette idée que *la médecine ne vit pas par les théories , mais par la clientelle, et ne pouvant se dissimuler que les malades vont se livrer corps et biens* à l'homœopathie, des médecins du sixième arrondissement de Paris ont voulu frapper un coup d'état. Ces Messieurs s'étant réunis pour former une Société *destinée,* disait le règlement , *à établir entre les médecins des liens de bonne confraternité ,* au moment de l'installation, un membre a proposé de *déclarer indignes de continuer à faire partie de la Société, ceux qui font la prétendue médecine dite homœopathique.* La proposition a été adoptée, et trois homœopathes médecins , convoqués comme les autres par une circulaire, ont été frappés d'exclusion par la seule raison qu'ils pratiquent l'homœopathie.

Ceux-ci, ayant pris la liberté de faire observer qu'il s'agissait de relations de *bonne confraternité*, et que les doctrines devaient rester libres, on leur a répondu : L'homœopathie n'est pas une *doctrine*, mais une *industrie*.

« Si tu veux m'assommer, disait le député Lanjui-
» nais au ci-devant boucher Legendre, fais aupa-
» ravant décréter que je suis un bœuf. » La Société du sixième arrondissement a fait ainsi : voulant expulser les homœopathes, elle a commencé par décréter que ce sont des *industriels*, indignes, dès-lors, de faire partie d'une Société de médecins qui se respectent.

· Le secrétaire de l'Association générale des méde-cins de Paris n'a pas manqué d'approuver le petit coup d'état de la Société du sixième arrondisse-ment. Du haut de son ignorance en fait d'homœo-pathie, il a déclaré que « les homœopathes se jouent » de la crédulité publique. »

Et, pour leur nuire auprès du public, on a eu soin de publier, dans un journal politique très-répandu, que les homœopathes avaient été chassés comme charlatans.

C'est à regret que je mentionne des menées si honteuses pour ceux qui s'en sont rendus coupa-bles ; mais il est bon de montrer à quels excès peu-vent conduire, contre une doctrine nouvelle, les

petites passions de l'intérêt personnel, substituées
à l'amour de la science et de la vérité.

. Cette opposition systématique, cette horreur du
progrès, cette insurrection du passé contre l'avenir, ont éclaté à l'apparition de toutes les grandes
découvertes. Il suffit de citer les noms de Galilée,
Colomb, Guttenberg, Fulton, et même les noms
plus modestes de Jacquart, Parmentier, l'abbé de
l'Épée, etc., pour rappeler les persécutions subies
par ces hommes à jamais illustres. « Quand Newton
» prononça ce mot sublime d'attraction universelle,
» dit M. Arago, on cria à la nouveauté, au néolo-
» gisme, aux qualités occultes, etc. Huygens lui-
» même le repoussa. Ce mot remplit aujourd'hui le
» monde. »

L'histoire médicale, surtout, est pleine de pareils exemples. Dans son brillant Discours sur les
Découvertes en médecine, M. le professeur d'Amador
a cité, à ce propos, des faits authentiques.

Ainsi, Vesale, pour ainsi dire, le créateur de
l'anatomie humaine au XIVe siècle, Vesale qui,
selon l'expression du Professeur, « a été, pour la
» géographie du corps humain, ce qu'a été Colomb
» pour la géographie du globe, » l'immortel Vesale a été conspué, calomnié, persécuté ; et, parmi
ses ennemis, les plus ardents se trouvaient les hommes placés au faîte de la science, tels que Sylvius
et Riolan. Le premier prétend que tout ce qu'il y a
de bon dans les œuvres de l'illustre anatomiste,

peut se renfermer dans une feuille de papier. Le second avance qu'il aime mieux se tromper avec Galien, que de trouver juste avec Vesale.

Les patientes et belles expériences de Sanctorius sur la transpiration insensible soulevèrent tous les esprits routiniers contre cet audacieux novateur.

Tout le monde sait à quelle opposition fut en butte la magnifique découverte de la circulation du sang. Et pourtant, point de vérité physiologique plus facile à constater. « Que manquait-il donc à » cette grande et belle idée, s'écrie M. d'Amador, » pour obtenir un assentiment aussi prompt qu'u-» nanime ?.... Que lui manquait-il ? Ce qui manque » à toute vérité quand elle vient au monde : la lutte » et le martyre.

» La circulation du sang fut donc niée, niée avec » acharnement; la découverte poursuivie par le ri-» dicule; son immortel auteur outragé par l'igno-» rance ; ses partisans anathématisés par le pédan-» tisme. Cinquante ans après avoir été démontré, » ce grand fait, l'orgueil de la physiologie mo-» derne, était encore bafoué par les Universités » d'Europe, ces synagogues de la science, qui, » au lieu de les protéger, comme dans leur berceau, » étouffent si souvent les vérités naissantes. »

Plus tard, Fagon, venant à se déclarer en fa-veur de la découverte d'Hervey, fit, au dire de Fontenelle, « une action d'une audace signalée. Il » osa soutenir la circulation du sang, et les vieux

» docteurs trouvaient qu'il soutenait avec esprit cet
» étrange paradoxe. »

« Si des découvertes fixes , stables , permanen-
» tes, ajoute M. d'Amador, les mêmes toujours ,
» les mêmes partout , qui sont presque en totalité
» des découvertes anatomiques , n'ont pu germer
» sans l'épreuve de la contradiction et le déchire-
» ment de la lutte , que devrons-nous penser de ces
» autres découvertes que je puis appeler *dynamiques,*
» puisqu'elles s'exercent sur ce que la vie a de plus
» élevé à la fois et de plus mobile ; découvertes qui
» ne sont jamais reproduites à point nommé , dont
» la constatation ne peut se faire par acte notarié
» en bonne forme, qui sont et paraissent aujour-
» d'hui , ne sont plus absolument les mêmes demain,
» et dont mille et une des conditions mobiles de
» l'existence vitale changent l'apparition , modi-
» fient l'aspect , troublent la réalité ; pour lesquelles
» il faut joindre à la pénétration du jugement la
» souplesse de la raison, et , à l'intelligence qui
» conçoit, l'imagination qui crée, sans qu'on puisse
» prédire , comme pour l'apparition d'une comète
» ou d'une éclipse, qu'elles seront, quand elles
» seront, ni à quelle date certaine elles se révéleront
» à l'observateur attentif. »

Ceci s'applique aux méthodes prophylactiques et
thérapeutiques dont l'établissement nécessite beaucoup de temps et d'efforts.

Tout le siècle dernier retentit des interminables

débats provoqués par l'*inoculation*. Et , pour décider le triomphe de cette méthode , il ne fallut rien moins que l'intervention philosophique des plus grands écrivains de l'époque , et l'exemple donné par les maisons régnantes de France et d'Angleterre qui soumirent à cette pratique les héritiers de leurs noms.

La vaccine , à son tour, rencontra une résistance opiniâtre.

Les persécutions subies par l'*antimoine* sont restées fameuses. On sait que les sentences de la Faculté et les arrêts du parlement proscrivirent à la fois ce médicament, qui maintenant domine en maître dans la thérapeutique.

L'introduction des remèdes chimiques souleva toutes sortes d'orages ; et, pour s'être déclaré partisan de leur emploi, Renaudot , médecin de Montpellier, eut besoin de recourir à la haute protection du cardinal de Richelieu, contre les attaques acharnées de Riolan et autres médecins de Paris.

La Faculté Parisienne a souvent montré cet esprit étroit et stationnaire. Dans ses *Recherches historiques sur la Faculté de médecine de Paris,* Sabatier dit qu'elle «regarda toujours , comme moyen de conser- » vation, la défense opiniâtre de ses dogmes, souvent » en dépit des faits et de l'expérience.»

La précieuse écorce du Pérou, le quinquina lui-même, a traversé les mêmes épreuves. Ici, je dois citer textuellement M. d'Amador : «Le quinqnina est

» resté près de cent ans à se faire agréer. Porté
» d'Amérique en Espagne, en 1638, nous étions en
» plein XVIII° siècle, que Stahl et Boërhaave, ces
» deux princes de la médecine, hésitaient à lui don-
» ner droit de bourgeoisie ; et Baglivi, au fond de
» l'Italie, se donnait des peines infinies pour récla-
» mer en faveur du célèbre spécifique. Denyan sou-
» tenait, soixante ans après la découverte, le 3 sep-
» tembre 1683, une thèse contre la précieuse écorce,
» et la conclusion de cette thèse est que *le quinquina*
» *est détestable dans les fièvres intermittentes ;* et
» Pérault renchérit sur la même sottise, le 24 jan-
» vier 1684, et un nommé Mauvilain, le 9 mars
» suivant.

» A entendre Guy-Patin, le quinquina n'a guéri
» personne, et il n'en est question nulle part. *Bar-*
» *barus ipse jacet, sine vero nomine cortex.*

« Mais, Guy-Patin fut aussi malheureux prophète
» ici que pour l'émétique ; aussi malheureux pro-
» phète que Madame de Sévigné, soutenant, à la
» même époque, qu'on ne prendrait pas de café et
» qu'on ne lirait plus, dans trente ans, les pièces de
» Racine.

» Au rapport de cette femme célèbre, le fameux
» cardinal de Retz mourut d'une fièvre pernicieuse,
» dans laquelle les médecins prodiguèrent la saignée
» et refusèrent obstinément le quinquina, Talbot, le
» seul qui, à Paris, sût alors en faire un judicieux
» emploi, n'ayant été appelé qu'à l'agonie. »

Woulonne a pu donc écrire : «Cette écorce, quo
» la *promptitude* même et l'*infaillibilité* de son action
» ont rendue si long-temps suspecte, est enfin venue
» à bout de triompher des reproches multipliés sous
» lesquels l'accablèrent, presque en même temps,
» l'ignorance, le préjugé, l'orgueil des sectes, les
» haines des partis, et peut-être des passions plus
» basses, la jalousie personnelle, la cupidité et la
» mauvaise foi. L'exemple de tous les jours et de
» tous les lieux nous ferait presque douter aujour-
» d'hui qu'un remède si évidemment, si universelle-
» ment salutaire, ait pu être si vivement combattu.»

Si des découvertes purement anatomiques, faciles
à constater; si l'introduction de simples médicaments, ont soulevé de telles colères, ont eu tant de
peine et mis tant de temps à s'établir, faut-il s'éton-
ner qu'une révolution médicale immense, la plus
grande, la plus complète révolution qui est surgi
dans l'art de guérir, que l'homœopathie, en un mot,
rencontre une opposition opiniâtre, une résistance
désespérée?

«L'histoire est là, s'écrie M. d'Amador, elle est
» là qui nous dit ce qui a été, et nous apprend ainsi
» ce qui sera et ce qui doit être. Oui, sans doute,
» poursuit l'éloquent professeur, toute vérité nou-
» velle doit avoir en proportion du bien qu'elle ap-
» porte, un écueil d'épreuve qui l'attend; et la se-
» mence jetée sur le monde ne doit point germer
» sans que les frimas s'apprêtent à l'étouffer. Une

» idée, une vérité, une découverte ne peuvent
» naître à la lumière, sans que les passions les plus
» odieuses s'emparent de l'idée pour la travestir,
» des hommes qui la personnifient pour les persécu-
» ter, des faits qui la proclament pour les nier. Il y
» a plus, c'est que, avant de triompher, il faut à
» toute idée nouvelle traverser l'épreuve de la mo-
» querie, et subir celle du ridicule, cette première
» torture de toute vérité. Et pourquoi nous en éton-
» ner? De quel droit voudrions-nous conquérir le
» vrai sans fatigue, quand le bien ne s'obtient jamais
» que par la lutte? Le vrai, quelle que soit sa na-
» ture, religieuse, morale ou scientifique, n'aurait
» aucun charme s'il devait être obtenu sans danger
» ou conquis sans obstacles. Mais heureusement que
» le génie ne se laisse pas enchaîner par ces misères.
» L'homme de génie est comme Gulliver au milieu
» des Lilliputiens qui l'enchaînent pendant son som-
» meil; les plus simples efforts lui suffisent pour
» briser ces liens fragiles que les nains prenaient
» pour des câbles. »

CHAPITRE VI.

—

DES CAUSES DE CETTE OPPOSITION.

Parmi les causes de l'opposition qu'ont toujours soulevée les grandes découvertes médicales, et qui poursuit aujourd'hui l'homœopathie, il en est d'abord une que M. Magendie n'a pas craint d'avouer et d'encourager, en proclamant que *la médecine ne vit pas par les théories, mais par la clientelle.* Les doctrines médicales aboutissant à la pratique, les plus hautes questions de la science viennent se débattre sur le terrain des intérêts matériels, et quand la masse des médecins retardataires voit les malades *se livrer, corps et biens,* aux représentants d'une doctrine nouvelle, il surgit de cette masse un cri d'alarme et d'indignation. De là, les anathèmes lancés contre l'homœopathie.

Mais, hâtons-nous de le dire, plusieurs ennemis des découvertes n'obéissent pas à un tel mobile ; il y a d'autres causes de résistance au progrès.

Ainsi, l'amour propre des savants. Dans la sphère des opinions, comme dans celle des intérêts, la personnalité tend à dominer : il y a l'égoïsme de l'esprit comme celui du cœur.

Dans l'éloge de M. Royer-Collard, prononcé à l'Académie française, M. de Rémusat, au juste tribut payé à la mémoire de cet homme illustre, a été forcé de joindre l'aveu suivant : « M. Royer-» Collard ne croyait que ce qu'il avait trouvé ; on » eût dit qu'il n'entendait que sa propre voix. »

Que de savants ont le même travers !

L'État, c'est moi, disait le maître du royaume ; *la science, c'est moi*, dit le coryphée de l'école ; et ces despotes, dans leurs domaines respectifs, redoutent également les révolutions dirigées contre leur pouvoir absolu.

Ainsi que les privilégiés de l'ordre politique, les privilégiés de la renommée sont portés à repousser les réformes qui attaquent les positions acquises. Les généreux sacrifices opérés par l'aristocratie française dans la nuit du 4 août, offrent un exemple peu contagieux ; on rencontre rarement des hommes assez dévoués pour brûler leurs anciens titres sur l'autel du progrès.

Les princes de la science, gardiens naturels de l'ordre de choses sur lequel leur illustration est fondée, s'efforcent d'opposer mille barrières au flot envahissant des idées nouvelles qui menace le terrain où ils dominent.

Peut-on s'attendre à ce qu'il en soit autrement ? Du haut de leurs chaires professorales, ou de leurs fauteuils académiques, doit-on espérer de voir beaucoup de savants *aspirer à descendre* sur les bancs de l'école pour refaire ou compléter leur éducation sous la férule des novateurs.

Une commission académique ayant été chargée d'examiner une somnambule, le médecin qui proposait l'expérience crut devoir indiquer les règles à suivre et les précautions à prendre afin d'arriver à un résultat. — « Nous ne voulons pas aller à l'é- » cole des magnétiseurs, » fut-il répondu dédaigneusement. L'aveu est flagrant. Ces messieurs ne veulent aller à l'école de personne........ *Habemus confitentes.*

Même avec la meilleure foi du monde, on n'échappe point à des préventions involontaires. Rousseau l'a dit : « Si les savants ont moins de préjugés » que les autres hommes, ils tiennent en revanche, » encore plus fortement à ceux qu'ils ont. » D'autant plus, pourrait-on ajouter, qu'ils leur prêtent des formes logiques et les érigent en systèmes. En médecine surtout, où les erreurs préconçues cèdent si difficilement aux lueurs de l'expérience, on voit long-temps dominer des préjugés funestes.

Ainsi, dans les plaies d'armes à feu, on regardait comme indispensable la cautérisation avec l'huile bouillante, et c'est le hasard qui conduisit Ambroise Paré au rejet de cette absurde méthode. On sait que, après avoir cautérisé un certain nombre de blessés, l'huile venant à lui manquer, il se borna, pour les autres, à un simple pansement. Le lendemain, s'étant levé de grand matin, tourmenté

par la crainte de trouver morts les blessés privés
d'huile bouillante , il fut tout surpris de voir leurs
plaies en bon état ; tandis que ceux qui avaient été
cautérisés manifestaient beaucoup de fièvre et d'inflammation. Dès-lors , il renonça à la cautérisation
de ces plaies , au grand scandale de ses confrères.
« Les succès de sa pratique, dit Percy , ne suffirent
» point pour dessiller les yeux des partisans de la
» vénénosité , et Ambroise Paré eut besoin de con-
» stance et de courage pour lutter contre les adver-
» saires que cette nouvelle méthode lui suscita. Cela
» lui valut de nombreux persécuteurs , et le champ
» qu'il venait de défricher fut bientôt pour lui un
» champ de disputes et de débats. » (*Dictionnaire
des sciences médicales* , article *Plaies.*)

L'histoire de la médecine démontre, à chaque
pas , combien les préjugés médicaux sont opiniâtres. Ainsi ont long-temps régné l'application des
baumes et onguents dans les plaies ; la méthode
échauffante dans la variole ; l'administration du
mercure poussée jusqu'à la salivation , et tant d'autres pratiques funestes qu'il serait trop long de
rappeler.

«La routine, dit le professeur Alibert, est une
» maîtresse aveugle, qui n'en conduit pas moins les
» hommes et particulièrement les médecins. C'est
» la routine qui lutte contre le perfectionnement
» des arts et des sciences. On a pu s'en convaincre
» à l'époque où la chimie a fait ses nouvelles dé-

» couvertes. Cependant , puisque le temps change
» tout , il peut aussi changer la face des connais-
» sances humaines ; et c'est là ce que l'homme
» devrait se dire continuellement à lui-même. »

Plus une découverte s'éloigne des idées reçues,
plus on est porté à la repousser. On oublie que le
caractère général des découvertes consiste à paraître d'abord paradoxales, c'est-à-dire , contraires
à l'opinion régnante.

On ne remarque pas que condamner *à priori* une
idée nouvelle, par la raison qu'elle paraît contraire
à l'idée ancienne , c'est faire acte de mauvaise logique , c'est commettre une *pétition de principe*,
c'est décider la question par la question , attendu
que c'est précisément entre ces idées que s'agite
le débat.

Ce qui se présente d'abord comme un paradoxe,
peut devenir, plus tard , une vérité banale ; ce
n'est qu'une affaire de temps.

Lorsque Barthez fit paraître les *Nouveaux élé-*
ments de la science de l'homme , « le *Journal de mé-*
» *decine de Paris* , dit M. Lordat, en publia un long
» extrait, qui passa , dans le temps , pour un chef-
» d'œuvre de méchanceté. Ce qu'il y a de singulier,
» c'est qu'aujourd'hui une personne qui ne serait
» pas prévenue , douterait de la mauvaise intention
» du journaliste , parce que la plupart des propo-
» sitions extraites comme des paradoxes révoltants,
» qu'il ne daignait pas honorer d'une réfutation et

» qu'il suffisait d'énoncer pour exciter la risée pu-
» blique, sont devenues des principes que les méde-
» cins ne contestent plus. »

On est trop porté à oublier cette vérité si positive, et pourtant si souvent méconnue, savoir : qu'un
fait inouï, inconcevable, n'est pas pour cela impossible. Qu'on me permette d'insister là-dessus, en
rapportant quelques exemples à l'appui.

« Je vais citer, dit d'Alembert, quelques-uns
» des raisonnements par lesquels les philosophes
» prétendent décider qu'un fait est impossible,
» prescrire des bornes à la nature, et lui dire, comme
» Dieu à la mer : *Tu iras jusqu'ici, tu n'avanceras*
» *pas plus loin.*

» *Question.* — On demande s'il est possible qu'un
» pepin de fruit mis en terre produise, au bout
» d'un certain nombre d'années, un arbre du même
» genre que celui dont le fruit a été tiré ?

» *Réponse.* — Il est évident que cela est impos-
» sible. Comment le moins peut-il produire le
» plus; à moins qu'on ne veuille donner le dé-
» menti à l'axiome : que le tout est plus grand que
» sa partie ?

» *Autre question.* — Est-il possible qu'une cer-
» taine liqueur, lancée par un animal dans le corps
» de sa femelle, produise un animal de la même
» espèce ?

» *Réponse.* — Quelle absurdité ! et quel rapport
» peut-il y avoir entre cette liqueur brute et un être

» pensant et sentant ? On ne donne point ce qu'on
» n'a point. Ceux qui font cette question sont au
» moins suspects de matérialisme ; mais, heureu-
» sement, l'absurdité de leur hypothèse empêche
» qu'elle soit dangereuse.

» *Troisième question.* — On prétend avoir trouvé
» le secret d'une petite poudre, qui a cette pro-
» priété que, lorsqu'il tombe une étincelle dessus,
» cette poudre éclate avec grand bruit, et peut,
» quoique en petite quantité, renverser dans son
» explosion des édifices considérables. On demande
» si cela est possible.

» *Réponse.* — Cela est impossible par tous les
» principes de la mécanique. Pour qu'une petite
» masse en renverse une grande, il faut au moins
» que cette petite masse soit douée d'une vitesse
» énorme. Et comment une étincelle peut-elle com-
» muniquer une si grande vitesse à un amas de
» grains de poudre en repos ? Il faut donc encore
» renvoyer ce prétendu *fait* au catalogue des fables.

» Cela est fort bien raisonné ; mais, cette poudre
» existe cependant, au grand détriment de l'espèce
» humaine. »

A l'exemple de d'Alembert, dont il rapporte ce
passage, M. d'Amador, dans le Discours déjà cité,
rassemble de son côté, des faits médicaux, impos-
sibles en apparence, en réalité incontestables.

« *Question.* — On demande si une poudre in-
» connue aux savants d'Europe et découverte par

» des sauvages, peut posséder la vertu de guérir ,
» mieux que tout autre spécifique , la fièvre inter-
» mittente?

» *Réponse.* — Il est évident que la supposition
» de cette vertu est une absurdité ; car on n'aper-
» çoit nul rapport entre le mal et le remède. Com-
» ment, d'ailleurs , croire que de pauvres sauvages
» puissent trouver ce que des peuples policés igno-
» rent ?

» *Autre question.* — On demande si , pour se
» préserver d'une maladie, il peut être utile à l'art
» de la donner , avec des modifications telles qu'elle
» puisse de nuisible devenir salutaire ?

» *Réponse.* — Il est évident que cela est inadmis-
» sible. Comment vouloir remédier au mal en le
» donnant? Et l'absurdité de cette pratique ne peut
» être égalée que par son immoralité ! Car , il sera
» toujours défendu de donner une maladie pour se
» préserver d'une autre maladie.

» *Troisième question.* — On demande si la mala-
» die d'un animal peut préserver l'espèce humaine
» d'une maladie qui lui soit analogue ?

» *Réponse.* — Il est clair qu'une pareille mé-
» thode doit ajouter au mal, au lieu de l'éteindre.
» et que la maladie des bêtes , ajoutée à celle des
» hommes , produira un effet désastreux dont les
» conséquences sont incalculables.

» *Quatrième question.* — On demande s'il est pos-
» sible qu'un atome de virus vaccin préserve de la

» petite-vérole , tandis qu'une grande quantité de
» virus ne produit pas le même effet préservatif?

» *Réponse.* — Le moins ne pouvant jamais donner
» le plus , il est évident qu'un atome de virus ne fera
» pas ce que ferait la grande masse ; que la grande
» masse fera au moins ce que fait la petite.

» *Cinquième et dernière question.* — On demande
» enfin si , faisant vomir avec deux grains d'éméti-
» que , on ne ferait pas plus sûrement vomir avec
» vingt?

» *Réponse.* — La chose est et doit être ; car , de
» même que vingt hommes ont plus de force que
» deux , vingt grains d'émétique doivent en avoir
» plus que quatre.

» Tous ces raisonnements seraient fort beaux ,
» Messieurs ; mais, fort heureusement pour l'espèce
» humaine , la poudre des sauvages existe ; elle
» s'appelle le *quinquina.* La maladie artificielle qui
» préserve de la maladie naturelle , existe encore :
» c'est l'*inoculation.* La maladie des brutes , qui
» garantit d'une affreuse infirmité l'espèce humaine,
» est aujourd'hui un fait vulgaire ; il se nomme
» la *vaccine.* Il est plus que vulgaire , ce fait, il est
» obligatoire par-devant la loi, à l'instar d'un ex-
» trait de naissance ou d'un certificat de bonne vie
» et mœurs.

» Par malheur pour le raisonnement , mais par
» bonheur pour la raison , un atome de vaccine
» préserve de la variole , et des masses de virus

» deviennent nuisibles ; et , quand vingt grains
» d'émétique empêchent le vomissement, deux grains
» ont la puissance de le produire.

» Et tous ces paradoxes ont eu leurs luttes à sou-
» tenir, leurs droits à revendiquer, leurs lettres de
» naturalisation à gagner. A leur apparition, le pré-
» jugé les a poursuivis des faux raisonnements que
» nous venons d'entendre ; l'ignorance présomp-
» tueuse les a traités de paradoxes , et la haine ,
» cachée sous les plis du sophisme, s'est attachée à
» leur poursuite. »

Je me laisse entraîner au plaisir de citer les
réflexions aussi profondes qu'ingénieuses du savant
Professeur :

« Ce qu'on nomme si abusivement le *sens com-*
» *mun* , et qu'il ne faut pas confondre avec le bon
» sens , s'est insurgé d'abord contre le *paradoxe ;*
» car le bon sens , conservateur de sa nature , tient
» avant tout à ce qui est , et respecte , soit pru—
» dence , soit intérêt , des opinions acquises. Mais,
» le prétendu sens commun , grâce au temps , se
» refait avec l'expérience , par l'expérience et sur
» l'expérience ; et le paradoxe de la veille , devenu
» vérité du lendemain , la vieille opinion prend la
» place du paradoxe. Une découverte venant à
» éclore , ne soyons jamais inquiets du sens com-
» mun. Messieurs , le sens commun s'arrange , se
» refait, se métamorphose ; mais , ce qui ne s'ar-
» range pas , ne se transforme point et ne se refait

» guère ; ce qui est invariable, inflexible et irré-
» ductible, ce sont les faits, en d'autres mots,
» l'*expérience*. Soyons donc, en toutes choses, d'ac-
» cord avec l'expérience ; le prétendu sens commun
» se convertira peu à peu en bon sens, et s'arrangera
» ensuite. Le *sens commun* commença aussi par nier
» les antipodes, et puis il les admit. C'est au nom
» du sens commun que l'équipage d'un intrépide
» navigateur se révolta si souvent contre son entre-
» prise ; mais le sens commun de l'équipage fut re-
» fait, le jour que Colomb eut touché le Nouveau
» Monde. »

« Nous voulons, ajoute plus loin M. d'Amador,
» nous voulons, à Montpellier, que, pour juger
» de la réalité d'un fait, on vérifie le fait en lui-
» même, au lieu de le rejeter d'après une impossi-
» bilité apparente. Qu'on ne dise pas d'une chose qui
» blesse les opinions communes : elle est absurde ;
» mais, tout au plus : elle n'est pas prouvée. Nous
» tenons pour certain que, repousser les *innovations*
» sous prétexte d'*impossibilité*, c'est juger ce qu'on
» ne sait pas par ce qu'on sait, quand, au con-
» traire, il faudrait soumettre ce qu'on sait à ce
» qu'on découvre ; car ce qu'on sait ne sera jamais
» l'équivalent de ce qu'on ignore. Les anciens
» géographes avaient ainsi raisonné, et ils avaient
» eu soin de placer les colonnes d'Hercule, c'est-
» à-dire, les limites du monde, aux limites extrê-
» mes de leurs connaissances. Mais, les colonnes

» d'Hercule , si elles témoignent aujourd'hui des
» limites de la raison , ne témoignent plus des li-
» mites du globe.

    » Et , c'est cette impossibilité de déclarer un fait
» médical *impossible* , qui a rendu tous les actes
» d'autorité , en cette matière , essentiellement fau-
» tifs et radicalement impuissants. De quel droit ,
» en effet , dans les sciences, dans celles surtout
» dont on ne connaît à peine que l'écorce, appor-
» terait-on un *veto* à toute observation , à toute
» expérience , à toute découverte qui ne serait pas
» officiellement patentée dans les livres venus de
» certains lieux , ou qui ne relèverait pas des pro-
» grammes officiels d'une École , laquelle s'arroge-
» rait le monopole de l'initiation ? De quel droit, à
» l'avenir , nous serait-il interdit de découvrir
» ailleurs que dans l'art de couper des muscles, des
» tendons et des aponévroses ? De quel droit , dans
» la science la plus difficile à la fois et la plus déli-
» cate, viendrait-on ordonner de croire ou de re-
» jeter, d'admettre ou de combattre telle ou telle
» *découverte*, et cela au nom d'un concile médical
» tenu par des adversaires ? »

    Outre la résistance des préjugés , il est un autre
obstacle à l'adoption des découvertes : c'est la nécessité de les vérifier par l'expérience.

    Dans la recherche de la vérité, les moyens d'in-
vestigation varient selon la nature des objets auxquels ils s'appliquent. Autre est la méthode des

sciences métaphysiques ; autre est celle des sciences naturelles. Les premières posent des axiomes dont elles déduisent les conséquences ; les secondes examinent des faits matériels , afin de fixer entre eux des rapports. Pour instrument spécial , les premières ont la pensée ; les secondes, les sens ; les unes, la logique ; les autres , l'observation.

De même qu'il serait déplacé de chercher, à l'aide des moyens matériels , la solution des problèmes mathématiques , il est absurde de vouloir décider *à priori,* par la raison pure, les questions qui exigent l'application des sens.

Par la seule méditation , Pascal découvrit , en quelque sorte, la géométrie ; mais, sans le secours de l'expérience , jamais , ni lui, ni personne , n'aurait découvert les propriétés d'aucun médicament.

Ainsi, lorsque, dans l'ordre physique, s'annoncent des faits jusqu'alors inaperçus ; il ne s'agit pas de raisonner , il faut voir. L'analogie est insuffisante ; l'inspection directe devient nécessaire.

« Raisonner avant tout , dit le docteur Des-
» guidi, sur la possibilité d'un fait qui s'annonce
» comme nouveau, n'est pas d'un esprit bien sage,
» ni un sûr moyen de se maintenir dans un état
» de liberté philosophique dont on peut avoir be-
» soin pour recueillir et apprécier des documents
» ultérieurs , et pour interroger l'expérience sur la
» réalité du fait. Pendant combien d'années nos
» raisonnements sur les aréolithes nous ont-ils fait

» dédaigneusement repousser du pied l'obscur caillou
» dont l'examen nous eût mis sur la voie de la vé-
» rité ! Il ne fallait que se baisser , et , pendant des
» siècles , nos raisonnements nous ont empêché de
» le faire. »

Dans la *Revue d'anthropologie catholique,* M. le
comte de Mirville a inséré un piquant dialogue, que
je vais rapporter tout au long , comme un exemple
qui se reproduit souvent à propos d'autres faits.

« *Dialogue entre un témoin oculaire et un académi-*
» *cien, autrement dit, entre un fait et un raison-*
» *nement.*

» *Le témoin.* — Monsieur , j'ai l'honneur de venir
» encore une fois vous prévenir que, tel jour, à tel
» endroit , vers les trois heures de l'après-midi ,
» me promenant en plein champ avec le maire , le
» curé de mon village et trois autres personnes di-
» gnes de foi , nous avons vu , à la suite d'une dé-
» tonation très-forte et d'un éclair très-brillant, une
» pierre énorme traverser l'atmosphère, tomber à nos
» pieds , et s'enfoncer de plusieurs mètres dans le
» sol , où elle est encore. Nous ne savons si c'est là
» ce qu'on entend par une *pierre tombée du ciel,* mais
» certainement elle est tombée d'en haut, au moins
» par rapport à nous. Je vous apporte, Monsieur ,
» le procès-verbal qui constate le fait et la présence
» de ce *bloc* énorme dans ce terrain, où il n'y en
» avait jamais eu jusque-là et sur lequel aucunes
» forces humaines n'auraient jamais pu le déposer.

» *L'académicien.* — Mon cher ami, je suis très-
» reconnaissant de la démarche que vous voulez
» bien faire auprès de moi ; mais je regrette, en
» vérité, que vous vous soyez déplacé' pour une
» révélation de cette nature.

» *Le témoin.* — Comment, Monsieur, n'est-elle
» donc pas assez curieuse?

» *L'académicien.* — Certes, elle serait très-curieuse
» si elle était vraie, mais ce n'est pas à nous....

» *Le témoin.* — Comment, Monsieur, croyez-
» vous donc que je chercherais à vous en imposer?

» *L'académicien.* — Je ne dis pas cela, mon cher
» ami. Mais vos sens vous auront trompé. Il y a
» des hallucinations de tous les genres.

» *Le témoin.* — Six personnes à la fois !

» *L'académicien.* — Bah ! nous ne regardons pas
» au nombre.... Il y a eu des hallucinations telle-
» ment épidémiques, que, à certaines époques, on
» eût pu dire, avec vérité, que le genre humain
» tout entier en subissait l'influence ; autrement
» dit, qu'il croyait voir, entendre et toucher ce qui
» n'existait pas....

» *Le témoin.* — Mais, êtes-vous bien sùr qu'il ne
» voyait réellement rien ? Comment le savez-vous ?

» *L'académicien.* — Parbleu ! parce que ce n'était
» pas possible, et que nous ne voyons plus rien
» de semblable.

» *Le témoin.* — Mais, consentez-vous toujours à
» regarder ?

» *L'académicien.* — Oui, *toutes les fois que les*
» *faits sont acceptables ,*... et vous sentez bien, mon
» cher ami, que le vôtre ne l'est pas....

» *Le témoin.*—Mais, Monsieur, je vous le répète :
» éclair, détonation, odeur de soufre, chute à
» nos pieds, incrustation dans la terre, où elle est
» encore et où vous pouvez venir vous assurer.....

» *L'académicien.* — Tout cela ne signifie rien,
» mon cher ami; je vous dirai même que vous n'êtes
» pas le premier.... L'Académie (asseyez-vous,
» mon cher ami), l'Académie a déjà reçu *cent qua-*
» *tre-vingts* Mémoires sur le même sujet; et, je puis
» vous le dire, ils étaient bien autrement irrécusa-
» bles que le vôtre. Signatures nombreuses, détails
» précis, autorités scientifiques et civiles, rien n'y
» manquait....

» *Le témoin.* — Eh bien ! qu'a dit l'Académie ?

» *L'académicien.* — Ce qu'elle a dit ? Elle n'a
» pas même daigné répondre et elle a parfaitement
» bien fait.

» *Le témoin.* — Je ne vous comprends plus ; cent
» quatre-vingts Mémoires !

» *L'académicien.* — Oui, mais les affirmations
» contraires ! Songez-y donc ! S'il fallait compter les
» suffrages !

» *Le témoin.* — Il est sûr qu'à ce compte-là, vous
» pourriez avoir trente-trois millions de Français
» contre deux ou trois cents témoins ; mais, qu'est-
» ce que cela prouve ?

» *L'académicien.* — Cela prouve que vous n'aurez
» jamais la majorité. D'ailleurs, comment voulez-
» vous qu'un homme de bon sens admette une ab-
» surdité semblable ? Où avez-vous vu qu'il y ait
» des rochers par-delà les nuages ? Où voulez-vous
» qu'ils se forment ainsi de toutes pièces, et d'où
» voulez-vous qu'ils nous viennent ? Tout cela con-
» tredit formellement les premiers éléments de la
» plus simple physique et le moindre raisonnement
» fera toujours justice de votre fait.

» *Le témoin.* — En ce cas, Monsieur, je me re-
» tire. Vous n'en parlerez donc pas à l'Académie ?

» *L'académicien.* — Si fait, mon cher ami, je
» consens à lui remettre votre Mémoire ; mais, je
» vous en préviens, elle traitera cette question
» comme celle du mouvement perpétuel et de la
» quadrature du cercle.

» *Le témoin.* — Encore une fois, Monsieur, je
» me retire et je vais aller dire de votre part à tout
» mon pays, que la pierre n'est pas une pierre, et
» qu'elle ne peut pas être aujourd'hui dans le champ
» où elle n'était pas hier.

» *L'académicien.* — C'est cela même. Adieu,
» mon cher ami.

» Puis, heureux de sa science, le savant se dit
» à lui-même : Comment ce malheureux n'est-il pas
» à Bicêtre ?....

» L'Académie, forcée de prêter l'oreille à de nou-
» veaux rapports, se décide à envoyer sur les lieux

» un de ses membres les plus distingués. Lavoisier
» s'y transporte, trouve un aérolithe, et déclare
» que c'est une pierre ordinaire. — On lui fait re-
» marquer qu'elle est encore chaude.—Qu'importe?
» on l'aura fait chauffer. Bref, les cent quatre-
» vingts Mémoires seraient encore, à l'heure qu'il
» est, classés parmi les rêveries, si l'une de ces
» pierres n'était pas tombée, par hasard, sur la tête
» de ce savant lui-même, et n'avait failli l'écraser:
» *Tantæ molis erat !....* »

Comme nouvel exemple de l'accueil fait par les
corps savants aux découvertes, M. Kühnholtz,
professeur-agrégé à la Faculté de Montpellier, rappelle, dans le *Journal de médecine-pratique* de cette
ville, quelle fut la conduite de la Commission nom-
mée en 1828, par l'Académie de médecine, pour
examiner la communication d'un médecin anglais
sur les moyens d'amortir la sensibilité durant les
opérations chirurgicales, par l'*introduction méthodi-
que de certains gaz dans le poumon.* La Commission
ne se livra à aucun examen, et ne présenta aucun
rapport. *Cette affaire n'alla pas plus loin*, disait der-
nièrement le rapporteur, autrefois muet, de cette
Commission, en parlant de cette communication si
ancienne, que l'usage actuel de l'éther et du chloro-
forme a rappelée.

M. Kühnholtz fait, à ce sujet, les réflexions
suivantes :

« Un chirurgien anglais met sous la *protection du*

» *roi de France*, en 1828, une importante décou-
» verte, intéressant au plus haut point l'humanité
» tout entière ; il fait faire un appel solennel *aux*
» *médecins et chirurgiens de Paris*, par un ministre
» même de la maison du Roi, qui adresse sa lettre
» à l'Académie royale de médecine. L'Académie
» nomme une Commission dont M. Gérardin a *l'hon-*
» *neur d'être le rapporteur*, ainsi qu'il nous l'apprend
» lui-même ,.... et pour répondre dignement à
» l'*honneur* qu'a bien voulu lui faire l'Académie,
» M. Gérardin se montre si fort oublieux de son
» devoir, et s'occupe si peu du rapport dont il a été
» *honorablement* chargé, que, près de vingt ans plus
» tard, ce rapport est encore à faire, sans doute
» parce qu'il a été *incrédule* alors envers la commu-
» nication du chirurgien anglais Hickmann, comme
» il devait l'être plus tard envers tout ce qui concer-
» nait le magnétisme animal.

» Comme on le voit, M. Gérardin peut se vanter
» d'avoir rendu un fameux service à l'humanité !
» Voilà, certes, une aveugle et opiniâtre *incrédu-*
» *lité*, que des malheureux, condamnés à subir des
» opérations chirurgicales depuis 1828, ont payée
» d'une manière bien chère et bien cruelle ! Avec
» moins d'obstination rationnelle, avec plus de con-
» naissance de la véritable constitution de l'homme,
» avec plus de philosophie médicale, en un mot,
» combien n'aurait-on pas épargné d'atroces tor-
» tures et de cris douloureux aux malheureux que

» le fer ou le feu parvenaient seuls à soulager ou
» guérir. »

Plus sage et plus philosophique fut la conduite de
l'École de Montpellier, relativement aux *remèdes
chimiques*. « Les médecins de Montpellier, dit le
» savant Astruc, n'eurent garde de les approuver
» en aveugles, comme les empiriques ; mais ils
» n'entreprirent point non plus de les exclure sans
» les avoir examinés ; ils les essayèrent avec pru-
» dence, et quand ils en eurent reconnu les vertus,
» ils s'en servirent avec sagesse. Les ménagements
» qu'ils gardèrent dans cette épreuve, méritent de
» servir d'exemple pour la manière dont on doit
» employer les remèdes nouveaux. On pourra s'en
» instruire amplement dans les ouvrages de Tur-
» quet de Mayerne et de Lazare Rivière, profes-
» seurs de Montpellier, auxquels la France est
» principalement redevable de l'introduction des
» remèdes chimiques dans la pratique de la mé-
» decine.

» Imitons, en pareilles circonstances, le zèle et
» la prudence de M. le professeur Lordat : J'aime
» les progrès, dit-il dans ses *Leçons de physiologie*,
» je les recherche comme l'or. Mais, comme il y a
» dans le monde beaucoup de faux monnayeurs, je
» pèse et j'essaie chaque pièce avant de l'accepter.»

Pour juger une découverte thérapeutique, il
faut la soumettre au creuset de l'expérience. Par
malheur, les résultats de l'expérience s'obtiennent

lentement , péniblement. On trouve plus commode
de parcourir , dans les livres , l'exposé d'une doctrine nouvelle et de la comparer aux anciennes,
afin de la juger d'après les idées antérieurement acquises. On aime mieux examiner au coin du feu
qu'au lit du malade.

Mais, ce n'est point ainsi qu'on parvient à connaître la vérité sur un fait. Lors de l'introduction
du quinquina , par exemple , toutes les méditations
du monde n'auraient pu apprendre si cette substance était, ou non , efficace. L'expérience pouvait
seule décider.

Or , la paresse, effrayée des labeurs de cette longue étude , cherche des raisons plus ou moins spé-
cieuses pour s'en affranchir.

A propos d'un remède nouveau, M. Rochoux a
dit en pleine Académie : « Sur 100 médicaments
» nouveaux, il y en a 99 de mauvais : il y a donc
» 99 à parier contre 1 que ce remède est mauvais. »
Ce raisonnement expéditif tend à dispenser de tout
examen.

Qu'est-ce donc, lorsqu'il s'agit de toute une méthode thérapeutique nouvelle ? Le nombre des mauvaises chances s'accroît dans des proportions ef-
frayantes !....

Pour entreprendre l'examen clinique d'une nouvelle méthode , la vérification des faits sur lesquels
elle se fonde , des hommes absorbés par les travaux
et les habitudes de l'enseignement et de la pratique

auraient besoin d'un zèle extraordinaire , d'une activité infatigable.

Prendra-t-on un autre parti ? Celui d'admettre de
confiance les faits rapportés, en se réservant de juger
si les conséquences qu'on en a tirées sont légitimes ?

Certes, si on admettait la fidélité des histoires
de maladies et de traitements consignées avec tant de
détails dans les livres et journaux consacrés à l'homœopathie, on ne pourrait mettre en doute l'excellence de cette méthode.

Mais, en médecine, on a vu tant d'imposteurs ,
qu'on finit par ne plus se fier à personne.

Voilà comment le mensonge nuit doublement au
progrès de la science; d'abord, en semant l'erreur;
ensuite, en nous rendant incrédules à l'égard de la
vérité.

Que ne peut-on dire de tous les médecins ce que
M. Lordat a dit de Barthez ! « Dès sa plus tendre
» enfance, il manifesta de l'horreur pour le men-
» songe. Cette disposition, qu'il a toujours conser-
» vée, exista chez lui long-temps avant d'avoir le
» mérite d'une vertu, de sorte qu'elle paraissait
» n'être qu'un instinct invincible. »

En médecine, le mensonge est d'autant plus dangereux qu'il est plus difficile à reconnaître.

« Dans les sciences, dit M. le professeur Gavarret,
» où l'on peut parvenir à reproduire identiquement
» les conditions au milieu desquelles a opéré un
» observateur, les résultats énoncés peuvent être

» directement et rigoureusement vérifiés. Ainsi,
» qu'un chimiste donne une analyse du sulfate de
» baryte parfaitement pur, il est permis de dire à
» ses confrères de faire un travail absolument iden-
» tique au sien, et par suite de constater l'erreur si
» elle s'est glissée dans le compte-rendu de ses expé-
» riences. Il est, au contraire, des sciences dans les-
» quelles l'homme peut bien étudier et constater les
» phénomènes qui se passent autour de lui, mais
» jamais, en général, les produire de toutes pièces ;
» et même dans le petit nombre de cas où il est maître
» de leur donner naissance, les circonstances sont
» tellement variables suivant les sujets, et les causes
» de ces variations lui sont si peu connues, que
» jamais il ne peut obtenir la certitude d'avoir opéré
» dans des conditions absolument identiques à celles
» qu'a rencontrées un autre observateur. Ces ré-
» flexions ne sont malheureusement que trop appli-
» cables à la médecine. Car, comment démontrer,
» en général, qu'un fait a été volontairement falsifié,
» dans quelques-uns de ses détails, surtout quand
» déjà des années se sont écoulées depuis sa publica-
» tion? Les médecins qui entrent dans la carrière de
» l'observation, doivent donc, avant tout, se con-
» vaincre profondément qu'en pareille matière il
» n'est pas de fait indifférent; qu'ils se rattachent
» tous à des questions de vie ou de mort pour leurs
» semblables ; que la mission qu'ils se sont donnée
» constitue un ministère sacré et d'autant plus re-

» doutable qu'il est placé en dehors de tout contrôle
» et de toute responsabilité directe. »

Tout médecin qui invente ou altère les faits qu'il
rapporte, commet donc, envers la science et l'humanité, un crime qu'on ne saurait assez flétrir.

En émettant son témoignage, le médecin doit
songer à la gravité de ses paroles, et pouvoir, comme
Baglivi, dire, la main sur la conscience : « *Vera dico,
experta dico, sancteque affirmo !* »

Il doit penser, comme Sydenham, que, s'il trahis-
sait la vérité, les conséquences de cette imposture
le rendraient en quelque sorte homicide, même
après sa mort.

Malheur à l'homme qui, par un faux témoignage
devant la justice, compromet la vie d'un accusé !
Honte et malheur au médecin qui, par un faux témoignage devant la science, peut, en dernière analyse, entraîner la mort de tant de malades !

Ici, comme toutes les fois qu'il s'agit d'importantes questions et de graves intérêts, même purement
temporels, se fait sentir le besoin des principes re-
ligieux. Seul fondement de la morale, la religion
impose au savant la véracité, ainsi qu'au praticien la charité, favorisant ainsi les progrès de la
science, en même temps qu'elle centuple les bienfaits
de l'art.

Je le répète, l'incrédulité enfantée par les men-
songes qui, trop souvent, ont souillé la médecine,
s'insurge contre les faits nouvellement découverts ;

sans faire attention que refuser toute valeur au témoignage d'autrui, c'est emprisonner la science
dans le cercle étroit et périssable de l'expérience
personnelle.

L'incrédulité favorise la paresse. Si on ne rejetait
pas d'une manière absolue les témoignages étrangers,
on serait curieux de vérifier les faits en litige. Une
méthode thérapeutique nouvelle s'annonce comme
une mine précieuse; mais, de peur d'aboutir à une
déception complète, et de perdre ainsi son temps et
ses peines, on recule sans cesse devant les rudes travaux d'exploitation.

Pour se mettre en état d'expérimenter convenablement une méthode nouvelle, il faut, d'abord, en
faire une étude approfondie. Mais, pour entreprendre cette étude, il faut apprécier l'importance de
cette méthode. Or, souvent on ne peut l'apprécier
qu'après l'avoir éprouvée. On tourne ainsi dans un
cercle vicieux, surtout s'il s'agit d'une doctrine re-
poussée par la prévention; pour prendre la peine de
l'expérimenter, il faut en faire cas, et, pour en faire
cas, il faut l'avoir expérimentée.

Le seul moyen d'aller en avant, c'est de tenir
compte des témoignages. Devant la justice, les témoignages disposent de la fortune, de la vie, de
l'honneur des citoyens. Devant la science, pourquoi
ne suffiraient-ils pas, sinon pour baser un jugement,
du moins pour motiver un examen?

Il faut donc renoncer à l'incrédulité stationnaire,

pour le doute philosophique, instigateur de l'étude
et du progrès.

— Mais pourquoi s'élancer en avant? disent les
gens qui sont parvenus à une position faite. La place
est bonne, restons-y!... Et ils ferment obstinément
l'oreille à cette grande voix signalée par Bossuet,
laquelle, à la science comme à l'homme, crie sans
cesse : *Marche! marche!*.....

A la paresse vient se joindre le respect humain.
A quoi bon prendre tant de peine pour s'exposer
aux traits du ridicule? A quoi bon se jeter en avant
pour s'attirer les risées de ceux qui restent en ar-
rière? S'il est dangereux pour l'amour-propre, de
rester en deçà des connaissances généralement ad-
mises il ne l'est peut-être pas moins d'aller au-
delà. Dans notre société moutonnière, il est incon-
venant de savoir, lorsque la masse ignore; comme
d'ignorer, lorsqu'elle sait; d'être trop avancé,
comme d'être arriéré. Les éclaireurs de la science
sont souvent aussi bafoués que les traînards.

Pascal l'a dit : « Ceux qui sont capables d'inven-
» ter sont rares ; ceux qui n'inventent point sont en
» plus grand nombre, et, par conséquent, les plus
» forts ; et l'on voit que, pour l'ordinaire, ils re-
» fusent aux inventeurs la gloire qu'ils méritent....
» On leur donne des noms ridicules et on les traite
» de visionnaires. »

Prenez deux hommes de l'art également versés
dans les connaissances généralement répandues :

l'un, se bornant à faire l'application de ces connaissances qui leur sont communes; l'autre, conduit par des circonstances particulières à l'examen d'une découverte récente, et, par suite, à de nouvelles et pénibles études ; qu'en résultera-t-il ?.... Voyez le premier, s'attribuant le monopole du jugement et des lumières, regarder le second avec dédain, le traiter d'esprit faible, mettre sur le compte d'une crédulité folle, des convictions acquises par les rudes labeurs d'un examen approfondi, et ne prononcer qu'avec un sourire moqueur le nom donné aux sectateurs de la doctrine nouvelle : autrefois, par exemple, l'épithète de *circulateur ;* à présent, celle d'*homœopathe !*....

Et le premier de ces deux hommes aura généralement pour imitateurs ceux qui se trouvent placés dans les mêmes conditions que lui, et qui sont, dit Pascal, *les plus nombreux et les plus forts.* Travaillez donc sans relâche pour déchoir dans l'opinion publique, en raison même de vos travaux ! Quelle récompense !....

Ainsi, outre les difficultés inhérentes à la recherche de la vérité, surgissent des obstacles produits par des causes étrangères. En s'occupant d'une découverte encore méconnue, les académiciens et les professeurs craignent de se compromettre devant leurs auditeurs et leurs collègues ; les praticiens, devant leurs malades; les candidats, devant leurs juges ; les jeunes gens, devant leurs patrons ; les

auteurs, devant les journaux; les journaux, devant les abonnés. Honneur au médecin dévoué qui
lutte courageusement contre ces influences! Heureux celui à qui sa position indépendante permet de
les braver!

Une sorte de faux patriotisme scientifique, aussi
condamnable qu'étroit, vient encore faire obstacle
à celles des découvertes dont l'origine est exotique.
Comme si l'on devait établir des lignes de douanes
contre l'importation de la vérité; comme si la
science n'était pas cosmopolite!

A la fin du XVIIe siècle, pour soutenir l'honneur de Descartes, les savants français se liguèrent
contre la magnifique découverte de Newton. Cet
esprit de prévention nationale a également contribué
à l'opposition que la *circulation* et la *vaccine* ont
éprouvée en France.

La percussion du thorax proposée par Avenbrug-
ger, à Vienne, en 1763, ne fut admise, en France,
que plus de quarante ans après, lorsque ce moyen
d'investigation s'y présenta, en 1808, sous le pa-
tronage indigène de Corvisart.

A leur tour, les médecins étrangers ont long-
temps repoussé l'auscultation découverte parmi
nous. J. Franc est mort sans y avoir rendu justice,
et aujourd'hui même, l'illustre Hufeland refuse
d'en reconnaître l'importance.

Bien plus, cet antagonisme médical se montre
de ville à ville, dans le même pays: autrefois, entre

Gnide et Cos; aujourd'hui, entre Paris et Montpellier.

Telles sont les principales causes de l'opposition dirigée, de tout temps, contre les découvertes, et, aujourd'hui, contre l'homœopathie. Les savants ont toujours payé leur tribut aux faiblesses de l'humanité.

Parmi les adversaires de la découverte de Hahnemann, il y a, sans contredit, une foule d'hommes probes et de bonne foi. Malgré toutes les causes que je viens d'indiquer, s'ils étaient persuadés de l'efficacité de cette méthode, ils n'hésiteraient pas à l'adopter. Ils sont sincèrement incrédules ; mais ont-ils fait tout ce qu'il faut pour s'éclairer? Ont-ils agi envers l'homœopathie comme Galien à l'égard des doctrines médicales de son temps ? « J'en ai, dit-il, approfondi tous les principes, » la théorie et la pratique. J'ai voulu connaître « la méthode d'invention, c'est-à-dire, la suite et » la succession des idées qui ont amené ce résul- » tat. J'ai entendu les inventeurs, les apôtres et » les disciples dans leurs controverses. Je ne les » ai quittés que lorsqu'ils n'avaient plus rien à » m'apprendre. »

Les adversaires de l'homœopathie se sont-ils livrés à un examen soutenu, approfondi, à des expériences sérieuses, irréprochables ?

Hélas! non. Car, s'ils avaient fait de telles expériences, il les auraient publiées avec tous leurs détails pour l'édification générale, et l'on n'a rien écrit de ce genre.

Les partisans de l'homœopathie pourraient dire, comme M. Lordat, défendant l'École de Montpellier : « Nos antagonistes ne connaissent de notre » doctrine, ni l'esprit, ni la lettre. Nos adversaires » ne nous ont jamais rendu le service humiliant, » mais profitable, d'une critique éclairée ; et nous » n'avons jamais eu l'occasion d'acquérir la vertu » intéressée dont le Tasse se félicitait : *d'aimer ses* » *ennemis pour l'utilité qu'il en retirait.* »

Un grand nombre d'incrédules ont du moins la prudence de se taire. Mais quelques autres, par une coupable légèreté, parlent à tort et à travers de ce qu'ils ne connaissent pas.... d'autant plus coupables que leur position est plus élevée et leur parole plus influente. En abusant de leurs avantages pour tenter d'écraser une doctrine dont ils n'ont pas sondé la valeur, ils commettent, sans y penser, une mauvaise action. *Pardonnez-leur, mon Dieu, car ils ne savent ce qu'ils font !*

Fouler aux pieds une doctrine nouvelle, une doctrine médicale, qui, peut-être, qu'en savent-ils ? porte dans ses flancs le salut de l'humanité souffrante, quelle criminelle témérité !

Passe encore si on se bornait à repousser une partie des préceptes de Hahnemann ! Nul homme n'est infaillible, nulle doctrine n'est parfaite. Mais non : l'on rejette en bloc l'homœopathie ; on la déclare complétement fausse, absurde, ridicule, comme si son adoption par des hommes éclairés et consciencieux n'indiquait pas qu'il y a là au moins quelques précieux filons de vérité !

Ce que leurs adversaires n'ont pas fait, les homœopathes l'ont fait eux-mêmes. Ils ont soumis à une critique sévère les idées de Hahnemann, et les disciples cherchent à perfectionner l'œuvre du maître. Une polémique intérieure agite les rangs de la nouvelle école, et, divisés sur quelques points, comme il arrive à des hommes sincèrement dévoués à la recherche de la vérité, les partisans de l'homœopathie sont d'accord sur les principes fondamentaux qui provoquent les railleries et l'incrédulité des médecins étrangers à cette doctrine.

De tout ce qui précède découle la réponse à l'objection qu'on pourrait tirer, contre la valeur de l'homœopathie, du petit nombre de ses sectateurs comparé à la foule des opposants.

Et d'abord, en thèse générale, la majorité n'est pas toujours du côté de la raison et de la vérité. « L'isolement où une doctrine peut se trouver, dit » M. Lordat, ne prouve rien contre sa valeur in- » trinsèque. » Mais il y a ici une réponse péremptoire : c'est que, en fait d'homœopathie, les homœopathes sont compétents, et que ceux qui font opposition ne le sont pas.

S'il s'agissait, par exemple, d'opter, dans un cas donné, entre la purgation et la saignée, tous les médecins, connaissant fort bien et maniant tous les jours ces moyens thérapeutiques , la majorité des suffrages serait une présomption en faveur de la supériorité de la méthode qui l'emporterait ; tandis que l'opposition faite à l'homœopathie par la foule des médecins étrangers à cette doctrine, ne prouve rien contre le petit nombre de ses adhérents qui en ont approfondi la théorie et la pratique.

Que disent les homœopathes?

— Nous croyons , parce que nous avons vu.

Que disent les opposants ?

— Nous ne voulons pas voir , parce que nous ne croyons pas.

Les premiers ajoutent : — «Avant d'avoir vu , nous étions , comme vous , incrédules. Prenez la peine de voir , et vous deviendrez, comme nous, croyants.

» Tous les raisonnements que vous faites contre l'homœopathie, nous les fîmes comme vous. Mais, de plus que vous, nous avons observé, nous avons expérimenté avec soin, avec persévérance. C'est ainsi que nous avons acquis nos convictions. Tous ceux qui ont procédé de la sorte, sont arrivés au même résultat.

» Vous qui refusez d'y regarder de près , auriez-vous, par hasard, la clairvoyance des somnambules pour y voir à distance, et découvrir du fond de vos cabinets ce qui se passe aux lits de nos malades, afin de contrôler et mettre à néant nos observations?....

» Dans une question de fait, nous ne venons pas
disserter, mais témoigner. Nous ne disons pas : Cela
peut être, cela doit être ; nous disons : Cela est.

» Après avoir pratiqué, pendant plusieurs années,
l'ancienne médecine, depuis plusieurs années nous
pratiquons la nouvelle, et l'expérience journalière
nous démontre généralement la supériorité, l'excellence de l'homœopathie.

» Complétement initiés à l'une et à l'autre médecine, c'est avec connaissance de cause que nous
pouvons préférer l'une à l'autre. Mais votre savoir,
quelque profond qu'il soit d'ailleurs, ne vous donne
pas le droit de juger ce que vous n'avez pas daigné
examiner.

» Malgré toutes vos lumières, vous ne possédez
pas la science infuse. Vous savez beaucoup, parce
que vous avez beaucoup appris ; mais ce que vous
n'avez jamais étudié, vous l'ignorez complétement.

» Votre opinion sur l'homœopathie doit donc être
réputée nulle et comme non avenue... »

A ces paroles catégoriques, je ne vois pas ce
qu'on pourrait répliquer.

Cette ignorance en matière d'homœopathie, un
homme profondément versé dans l'étude des doctrines médicales l'a publiquement avouée pour son
compte avec une rare sincérité, avec une candeur
hippocratique. Dans une lettre à M. Donné, insérée
dans le *Journal de médecine-pratique de Montpellier,*
sur la nécessité de créer, dans cette Faculté de mé-

decine, une chaire de philosophie naturelle inductive,
après avoir désigné l'homœopathie comme *une mé-*
thode thérapeutique nouvelle, louée et pratiquée par
des hommes dignes de beaucoup de considération,
M. le professeur Lordat s'exprime en ces termes :

« Je n'admets ni ne rejette l'homœopathie, que
» je ne connais pas, et que je n'ai pas eu le temps
» d'étudier. J'en ai entendu porter des jugements si
» divers, si opposés, par des hommes graves, éclai-
» rés, que je dois rester en suspens, jusqu'à ce qu'il
» me soit permis d'avoir un avis, c'est-à-dire, jusqu'à
» ce que j'en aie fait un profond examen; d'autant
» que cette méthode a le suffrage d'un des maîtres
» les plus distingués, de M. d'Amador, professeur
» de pathologie et de thérapeutique générales (1). »

_____

(1) « Non que M. d'Amador, poursuit M. Lordat, soit ce
» qu'on pourrait appeler homœopathe systématique : rien, ni
» dans son enseignement, ni dans sa pratique, ni dans ses
» écrits, ne l'indique; et tout indique le contraire. Il connaît
» trop l'art, il sait trop bien la science, pour qu'il prétende
» réduire le premier à un seul procédé, et le second à un prin-
» cipe. Il est et il se glorifie de n'être que *médecin*, ayant
» un seul but : la guérison, et ne reconnaissant d'autres li-
» mites à la variété des méthodes pour l'obtenir que celles des
» lois de la nature. C'est vous dire que l'opinion d'un homme
» de cette valeur, qui comprend l'art d'une façon si large et
» si féconde, est très-digne d'attention, alors surtout que, sans
» rien retrancher de la science telle que l'ont faite les âges,
» il s'efforce de l'agrandir par des acquisitions qui lui parais-
» sent profitables.»

Chacune de ces paroles, comme tout ce qui sort de la bouche ou de la plume de l'illustre professeur, renferme un sens profond, un enseignement précieux :

«Je n'admets ni ne rejette l'homœopathie que je ne connais pas. »

Voilà de la franchise et de la sagesse. Certes, grâces à la vive pénétration de son esprit, à son ardeur infatigable pour l'étude, M. Lordat en sait plus sur cette doctrine, que tous ces critiques étourdis qui osent la juger. Mais, pour lui, ce n'est point assez. Il entend par *connaître*, posséder une notion exacte, complète, qui ne peut ici s'acquérir que par l'expérience clinique. Ne *connaissant* pas l'homœopathie, il ne la juge pas, il *ne l'admet ni ne la rejette*. Quoi de plus simple, en apparence, que cette conduite, et, pourtant, quoi de plus rare!

Cette abstention pleine de prudence satisfait les homœopathes. Ils n'exigent pas qu'on *admette* sur parole; ils demandent seulement qu'on ne rejette pas à la légère. Le doute philosophique finit par conduire à un examen sérieux; et ils sont convaincus qu'un tel examen amène, tôt ou tard, à l'admission de leur doctrine.

Reprenons le texte de M. Lordat: «L'homœopathie.... que je n'ai pas eu le temps d'étudier...»

Le savant Professeur comprend qu'une pareille étude exige un *temps* considérable. L'expérience clinique marche à pas lents : *Ars longa, vita brevis.*

La science est si vaste, les heures sont si rapides, que peu de médecins prennent le temps d'étudier une méthode nouvelle, et la plupart trouvent plus commode et plus court de la rejeter sans examen.

« J'en ai entendu porter des jugements si divers, si opposés par des hommes graves, éclairés, que je dois rester en suspens... »

Je rappelle ici ce que j'ai dit plus haut de l'incompétence des adversaires de l'homœopathie, qui rejettent ce qu'ils n'ont pas pris la peine d'observer, tandis que les homœopathes certifient ce qu'ils ont vu.

« Je dois rester en suspens jusqu'à ce qu'il me soit permis d'avoir un avis, c'est-à-dire, jusqu'à ce que j'en aie fait un profond examen. »

Vous le voyez! un homme placé au faîte de la science déclare hautement que, tant qu'il n'a pas *fait un profond examen* de l'homœopathie, il ne lui est pas *permis* (remarquez cette expression, ce *veto* de la conscience!) il ne lui est pas *permis*, — il ne dit pas de prononcer un arrêt, — mais *d'avoir un avis*, seulement *un avis!*

La réserve gardée en pareil cas par un homme tel que M. Lordat, doit servir d'enseignement.

Allez, critiques superficiels, instruits de toutes choses sans les avoir étudiées, allez prendre des leçons de philosophique ignorance à l'école du docte vieillard, qui, plein de bonne foi et de sagesse, se récuse et demeure *en suspens*, jusqu'à ce qu'il ait *profondément examiné!*

—

CHAPITRE VII.

—

DES OBSTACLES QUE L'HOMŒOPATHIE RENCONTRE PARMI LES MALADES.

A l'opposition que l'homœopathie soulève parmi les médecins se joignent les obstacles qu'elle rencontre parmi les malades.

Pour un grand nombre d'hommes, un mot nouveau sonne à l'oreille d'une manière étrange, dont ils s'offusquent sans savoir pourquoi, ou dont ils rient machinalement.

Plusieurs, confiants dans les ressources de la médecine régnante, craignent de se soumettre à l'essai d'une méthode nouvelle avec laquelle ils ne sont pas familiarisés.

Ces personnes disent : Pourquoi cette innovation? On se passait bien de l'homœopathie avant la venue de Hahnemann. — Fort bien ; mais, à ce compte, à quoi bon la vaccine ? à quoi bon le quinquina ? On s'en passait bien, il y a un siècle ou deux. A quoi bon les médecins? On s'en passait bien à Rome.

Si l'on consulte, sur cette méthode, les hommes de l'art, les oracles scientifiques, ceux-ci, fidèles à l'habitude prise par les médecins d'avoir toujours

une réponse prête aux questions plus ou moins in-
discrètes de leurs malades et de parler savamment,
même de ce qu'ils ignorent, au lieu d'avouer leur
incompétence et de se récuser, comme M. Lordat,
préfèrent, à tout hasard, juger et condamner. Et
le bon public de faire écho !

Les opinions des gens du monde, en médecine,
se forment en général du sédiment, du rebut des
doctrines médicales, dont la partie la plus gros-
sière, la plus matérielle, s'est pétrifiée dans leur
esprit. Il en résulte une masse compacte de préjugés
à la fois rebelles à l'action du raisonnement et de
l'expérience.

Le public n'a aucune idée de la force ou principe qui régit l'économie humaine. Incapable de
s'élever aux sublimes conceptions du vitalisme, il
est organicien, et plus souvent humoriste.

Pour bien des gens, le corps est plein d'âcretés,
d'impuretés, d'humeurs *peccantes*, comme on disait autrefois, qu'il faut sans cesse délayer, ba-
layer, expulser.

Ils ne sont jamais si heureux que lorsqu'ils ont
la peau percée d'exutoires ou fonticules purulents,
pour donner issue à l'écoulement des humeurs pu-
trides, corrompues, viciées. Ils s'évertuent à les
évacuer par toutes les voies, par tous les émonc-
toires, par les vomissements, par les selles, par
les urines, par les sueurs. On dirait vraiment que,
à leur idée, ils se porteraient à merveille, s'ils pou-

vaient exprimer au dehors tous leurs liquides, et se réduire, par une dessiccation complète, à l'état de momies.

Souvent ils s'attaquent à une humeur particulière. Presque toutes les maladies troublant les fonctions digestives, et le trouble de ces fonctions étant vulgairement imputé à la bile, celle-ci se trouve presque toujours accusée de mille méfaits, et condamnée à vider la place par haut ou par bas; par bas surtout, à tel point que les purgations ont pris le nom de *médecines*, comme si elles résumaient tout l'art de guérir.

Ils appellent cela se *nettoyer*, et poussent jusqu'au fanatisme cet amour de soi-disant propreté intestinale.

Certains, pour la plus légère indisposition, viennent vous dire sérieusement : Je dois avoir grand besoin d'une médecine ; car, depuis plus de dix ans, je n'ai pas été purgé. Ils prennent les voies digestives pour une citerne, où se forment des dépôts, et qui a, de temps en temps, besoin d'être curée.

D'autres s'en prennent au sang qu'ils rendent responsable de tous leurs maux. Il semble que c'est un poison répandu dans leur corps, un ennemi intime qui les tourmente, et dont il faut se débarrasser à tout prix.

Les médecins contribuent souvent à l'établissement de préjugés, que, plus tard, ils ont de la peine à détruire. On administra, dit-on, à Louis XIII, dans un an, 200 purgatifs et 47 saignées ; au cardinal Mazarin, 60 médecines, dans l'espace de trois mois.

En rappelant l'ancien usage de commencer le traitement de toutes les maladies par la purgation et la saignée, M. Lordat s'exprime ainsi : « Molière » n'en a point chargé la peinture, puisque Fouquet » assurait que, dans sa jeunesse, la plupart des » Mémoires à consulter commençaient par cette » formule l'exposition des moyens employés : *Le* » *malade a été purgé et saigné comme de droit.* »

Chez les enfants, presque toute indisposition est mise sur le compte des vers. Dans les cas même où leur présence est positive, le vulgaire ne voit pas qu'elle dépend d'une affection vitale, d'une diathèse, et que, attribuer à ces parasites tout le trouble morbide, c'est prendre l'effet pour la cause et commettre la même faute qu'en méconnaissant, dans l'altération des humeurs, le résultat d'un désordre dynamique.

Voilà pour les maladies ; voici pour le traitement :

La masse du public veut des remèdes qui fassent sortir du corps des matières perceptibles à la vue, au toucher, à l'odorat. Elle aime également que ces remèdes eux-mêmes frappent les sens par le volume, la couleur, l'odeur et la saveur.

« Le paysan n'accorde son estime, dit le docteur

» Munaret, qu'aux préparations coloriées.... Plus
» un liniment est épais, plus un remède est amer,
» acide, styptique, plus il lui attribue de *vertu.* »

Que de citadins sont paysans sur ce point !

Par opposition aux aliments dans lesquels on recherche une saveur et un parfum agréables, plusieurs malades ne tiennent pour bons médicaments
que ceux qui sont dégoûtants et nauséabonds, suivant le proverbe : *Ce qui est amer à la bouche, est
doux à l'estomac.* Ils mesurent, en outre, l'efficaci-
cité du remède à la force des sensations qu'il pro-
voque.

Les malades aiment les remèdes composés de
beaucoup d'ingrédients, et les traitements composés
de beaucoup de remèdes. « Un médecin compro-
» mettrait ses intérêts, dit le docteur Montfalcon,
» dans le *Dictionnaire des sciences médicales,* s'il se
» bornait à ordonner des remèdes simples ; le pré-
» jugé général lui commande de sacrifier à la poly-
» pharmacie.... Il est bon encore de changer sou-
» vent les médicaments. »

Or, autant la médecine ancienne satisfait les
préjugés des malades, autant la nouvelle les mé-
contente.

Comparons, sous ce rapport, le traitement ordinaire avec le traitement homœopathique.

Si la guérison arrive promptement, le rôle du
médecin n'a rien de pénible, quel que soit le traitement employé. Seulement, dans le premier cas,

les remèdes offrant d'évidentes qualités physiques,
on leur attribue l'heureuse terminaison; dans le
second cas, les médicaments étant imperceptibles,
le malade est tenté de faire honneur de la guérison
à la nature.

Mais si le mal traîne en longueur ou croît en
intensité, si les symptômes s'aggravent, si les souffrances s'exaspèrent, alors qu'arrive-t-il?

Le ministre de la médecine régnante a sous la
main une foule de moyens différents pour contenter
le moral et tromper l'impatience du malade.

Quelle richesse, quelle variété de préparations
pharmaceutiques! Pour remèdes internes : des po-
tions, des pilules, des tisanes, des poudres, des
sirops, des conserves! Pour remèdes externes :
des cataplasmes, des emplâtres, des onguents, des
frictions, des liniments, des fomentations, des
bains, des lavements, des fumigations, des injec-
tions, des collyres, des gargarismes....... sans
compter les saignées générales ou locales, les vésicatoires et les exutoires. Et comme tous ces
médicaments affectent de mille manières la vue,
l'odorat et le goût! Que de couleurs, depuis le
looch blanc jusqu'à la médecine noire! Que d'o-
deurs, depuis l'ambre gris jusqu'à l'assa-fœtida!
Que de saveurs, depuis le miel jusqu'à l'absinthe!
Dans toutes ces préparations solides, liquides, ga-
zeuses, administrées par toutes les voies, que de
drogues entassées, combinées! Quelle succession de

médicaments de toute espèce et de remèdes de toute
nature, applicables depuis la tête jusqu'aux pieds!...

Dans une maladie aiguë, le praticien dont je
parle fait manœuvrer coup sur coup, sur tous les
points, tout le bataillon thérapeutique, aux efforts
duquel il paraît difficile que le mal puisse résister.
Si le malade en réchappe, gloire à la médecine!
elle a remporté victoire.... Si le malade meurt,
paix à la médecine! elle a vaillamment combattu.

Dans une maladie chronique, ce praticien déploie tour à tour, avec largessse, ses ressources
multiples et multiformes; et, quelle que soit la pro-
longation des souffrances, le malade meurt avant
d'avoir épuisé ces innombrables moyens de salut
et les espérances sans cesse renaissantes qu'ils lui
inspirent.

Un médecin sceptique a défini la médecine :
« L'art d'amuser les malades. » Il faut convenir
que la thérapeutique régnante est merveilleusement
adaptée à ce but.

Maintenant, que fait le médecin homœopathe ?

Il prescrit des globules blancs, ou une poudre
blanche, ou une potion incolore, inodore et insi-
pide; pas autre chose. Ainsi, pour médicament so-
lide, en apparence : du sucre; —pour médicament
liquide, en apparence : de l'eau; voilà toute sa
thérapeutique.

Les symptômes sont formidables, le danger est
pressant....... Prenez ce *sucre* ou cette *eau*.....

Et , si le mal résiste , prenez cette *eau* ou ce *sucre !*

L'affection est chronique , le malade se désole et s'impatiente.... Prenez encore ce *sucre* ou cette *eau*.... Et si aucune amélioration ne se manifeste , pendant des mois, pendant des années, prenez toujours cette *eau* ; prenez toujours ce *sucre !*

Dans le fait , ce liquide et cette poudre contiennent ou peuvent contenir , chaque fois , un remède différent; mais le médecin homœopathe a beau dire (ce qui est vrai) qu'il change de médicaments aussi souvent que le cas l'exige , en les choisissant tour à tour, avec un soin extrême, parmi les deux ou trois cents substances qui composent la pharmacie de l'École nouvelle, le malade est porté à s'en tenir aux apparences ; le véhicule ou l'excipient ne variant pas , et les atomes médicinaux se dérobant à tous les sens , il se fatigue bientôt d'un traitement si uniforme.

Ajoutez qu'il a peine à admettre l'efficacité d'agents imperceptibles , qui ne produisent , d'ordinaire , ni perturbations , ni évacuations marquées.

Les ennemis de l'homœopathie se sont avisés de la traiter de charlatanisme; il n'est pas de méthode médicale qui soit plus éloignée de mériter ce reproche. Privée de tout appareil thérapeutique , elle ne possède même aucun de ces moyens de charlatanisme innocent qui contentent l'imagination du malade. Sa pharmacie est réduite à la plus simple expression.

Dans de conditions pareilles, s'il survient un dénouement funeste, les parents sont portés à croire que le malade est mort faute de remèdes ; et si la maladie se prolonge, en face des plaintes et des sollicitations continuelles du patient, la position du médecin homœopathe n'est pas tenable.

Il n'a qu'un moyen de sortir d'embarras ; c'est de guérir le malade.

C'est ce qu'il fait d'ordinaire.

Pour remplir honorablement sa tâche, il suffit à la médecine régnante d'étaler des *traitements*.

La médecine nouvelle est presque obligée de faire des *cures*.

Et encore on ne lui en tient pas toujours compte.

Un praticien, appliquant les moyens de l'ancienne thérapeutique, aborde son malade :

— Eh bien ! comment allez-vous ?

— Oh ! Monsieur, cette médecine a fait merveille !....

— Ah !.... vos douleurs....

— Continuent ;... mais, la médecine a bien opéré ; j'ai rendu quantité de matières. Figurez-vous....
(Il les décrit avec enthousiasme.... si, toutefois, il se borne à les décrire.)

— Fort bien.... Vos douleurs, sans disparaître, ont-elles du moins un peu diminué ?

— Pas du tout.... Je suis bien content de cette médecine ; elle a produit beaucoup d'effet.

A son tour, un médecin pratiquant l'homœopathie,

aborde un malade atteint du même genre d'affection:

— Eh bien?...

— Votre remède n'a pas fait grand'chose.

— Vous souffrez toujours?

— Mais non... Cette eau ne m'a rien fait éprouver : on dirait de l'eau de fontaine.

— Sentez-vous un reste de douleurs?

— Pas le moindre... J'espère que vous me donnerez un remède plus actif.

Ainsi, voilà le premier malade souffrant et satisfait ; voilà le second guéri et mécontent.

Ces deux dialogues se renouvellent dans bien des cas... Le médecin qui figurait dans le premier, le médecin qui figurait dans le second, ne forment qu'un seul homme : c'est celui qui écrit ces pages : *Experto crede Roberto!*...

Comment donc se fait-il que l'homœopathie qui a contre elle tous les préjugés, toutes les apparences, soit adoptée, au dire de M. Magendie, *par une partie du public qui se livre à elle corps et biens?*

Comment?... Écoutez l'aveu de ce professeur : « Il ne faut pas essayer de le nier, beaucoup de » malades ont recouvré la santé d'une manière tout- » à-fait inespérée, alors qu'ils étaient soumis aux » pratiques de cette médecine. »

Des cures ! des cures !.... Des cures incontestables, des cures nombreuses, étonnantes, voilà ce qui soutient et propage l'homœopathie.

Les moyens thérapeutiques n'étant ici nullement propres à captiver la confiance, celle-ci ne peut être due qu'aux résultats.

Mais, que d'obstacles à vaincre ! que de folles exigences à satisfaire ! que d'inconséquences à subir !

Au lieu de se borner à comparer les résultats des anciennes méthodes avec ceux de la nouvelle, bien des gens réclament de celle-ci une efficacité absolue. Il faudrait que l'homœopathie leur garantît comme certaines, des cures qu'elle peut seulement offrir comme probables.

Heureux le médecin, lorsque ces probabilités s'élèvent très-haut ! « S'il est une situation où l'on » puisse dire qu'un homme est un Dieu pour un » autre homme, » remarque Barthez, dans son *Discours sur le génie d'Hippocrate*, « c'est celle où peut » se trouver un médecin habile lorsqu'il est assuré, » par un nombre de *probabilités* immensément plus » grand, qu'en suivant telle méthode peu connue , » il guérira un malade qui périrait s'il était traité » par telle autre méthode dont l'usage est vulgaire » dans le même cas. »

L'homœopathie vient-elle à obtenir une guérison prompte et inattendue, voilà que maintes personnes concluent bravement, de la rapidité de la cure, au peu de gravité de la maladie.

Un homme qu'on appela extravagant, et qu'on aurait dû appeler extraordinaire, un esprit créateur

qui brisa les langes du galénisme, le fameux Paracelse, reçut d'un malade abandonné des médecins,
l'offre de cent florins, à condition de le guérir. Au
moyen des remèdes chimiques nouvellement découverts, Paracelse rétablit si promptement le malade,
que celui-ci refusa de tenir sa promesse, ne croyant
pas devoir payer *si cher*, pour un mal *si promptement* guéri!....

Voilà ce que c'est que d'aller trop vite en be-
sogne : c'est ce qui arrive parfois aux homœopathes....

A l'appui des réflexions contenues dans ce chapitre, je ne crois pas commettre une indiscrétion,
en consignant ici une anecdote qui m'a été rapportée
par un honorable confrère étranger.

Avant de pratiquer l'homœopathie, ce médecin
avait donné ses soins à une demoiselle, atteinte
d'une affection cruelle et opiniâtre. Combattue
par des saignées copieuses et souvent répétées,
auxquelles les symptômes cédaient momentanément pour reparaître bientôt avec plus de violence, la maladie finit à la longue par se dissiper.
Ivre de bonheur et de reconnaissance, le père de
la jeune personne ne tarissait pas d'éloges sur l'habile médecin dont le traitement énergique avait
sauvé sa fille.

L'homme de l'art ne se laissait pas éblouir par
le résultat attribué aux saignées. Utiles pour modérer les symptômes, leur influence sur la termi-

naison de cette maladie lui paraissait au moins douteuse.

Quelques années plus tard, il s'était familiarisé avec les ressources de la thérapeutique nouvelle, lorsque, un jour, il vit entrer le père tout effrayé :

— Prenez votre lancette, et courons auprès de ma fille !

Arrivés au lit de la malade : Saignez-la vite,.... dit le père. Vous le voyez : elle est dans le même état que l'autre fois.

— Oui, mais, au lieu de la saignée, j'ai maintenant des moyens....

— De l'homœopathie, sans doute... Laissez cela de côté : le cas est grave.

— Voilà pourquoi je dois employer les moyens sur lesquels je compte le plus.

— La saignée l'a déjà guérie : pourquoi ne pas la saigner ?

— Faute de mieux, j'ai dû employer la saignée, sans toutefois m'exagérer l'efficacité de ce remède. A présent que je connais, par expérience, une méthode bien supérieure, il est de mon devoir de l'appliquer. Si elle vous répugne, appelez un médecin dont la pratique soit plus conforme à vos idées...

— Non, non, dit le père... Ma confiance est en vous, je ne veux que vous ; mais je ne veux pas de l'homœopathie.

— Et moi, je ne puis pas me charger d'un

traitement qu'on ne me permet pas de diriger.

Et comme le médecin prenait son chapeau pour se retirer, le père, hors de lui-même, s'élance vers la porte, la ferme à double tour, et met la clef dans sa poche, en s'écriant : — Vous ne sortirez pas d'ici que vous n'ayez saigné ma fille !....

Les éclats de sa voix allèrent frapper les oreilles de la malade couchée dans l'appartement voisin, laquelle s'étant informée de cet incident, mit fin au débat, en déclarant qu'elle voulait suivre les ordonnances du médecin.

Un médicament homœopathique fut administré ; quelques heures après, il y avait une amélioration frappante ; et, au bout de peu de jours de ce traitement, la guérison fut complète.

Qu'en dit le père ?...

— Il paraît que j'avais pris une fausse alarme ; le mal était peu de chose, puisqu'il a si facilement disparu.

C'est ainsi que le public, au lieu d'apprécier le remède d'après le résultat, juge le résultat d'après l'idée qu'il se fait du remède.

Après la réussite, voilà toute la louange qui revint au médecin ; et, en cas d'échec, à quoi ne devait-il pas s'attendre ?

Telle est, vis-à-vis des préjugés, la position fâcheuse du praticien homœopathe. N'importe ! le témoignage de sa conscience le dédommage de toutes les injustices.

Ars inglorius, a dit le poëte en parlant de la médecine; mais il est une satisfaction intérieure qui vaut mieux que le bruit des applaudissements.

Au sectateur de l'école nouvelle peuvent, surtout, s'appliquer ces belles paroles de Barthez, dans le Discours déjà cité : « Le médecin est souvent ap-
» pelé , dans l'exercice de ses fonctions, à prati-
» quer cette vertu rare qui lui fait voir avec la
» même indifférence la censure ou les applaudisse-
» ments de la multitude, qui n'est pas faite pour le
» juger. Lorsqu'il est assuré, autant qu'il peut l'être,
» des motifs qu'il y a de choisir une méthode de
» traitement éloignée des opinions reçues par le
» peuple, il ne balance pas à la suivre , quoiqu'il
» compromette sa réputation et sa fortune, plutôt
» que d'adopter une autre méthode qui, malgré l'ap-
» probation générale, pourrait être dangereuse ou
» moins sûre. »

CHAPITRE VIII.

—

CONCLUSION.

J'ai raconté comment s'est formée ma conviction en fait d'homœopathie ; par quelles phases successives, par quelle longue série d'épreuves, je suis parvenu de l'incrédulité au doute, du doute à la certitude.

Dans le cours de cet écrit, je n'ai nullement prétendu démontrer ce qui ne peut être prouvé qu'au lit du malade, savoir : l'efficacité curative de cette méthode ; j'ai voulu seulement citer des autorités puissantes, apporter mon humble témoignage en sa faveur, et signaler à ce sujet l'incompétence de quiconque n'a ni vu, ni observé.

Je ne réclame pas la croyance ; j'appelle l'examen.

Ma conviction, lentement acquise, est pour moi un bien inestimable. Dans notre époque de scepticisme médical, quand les cris de la douleur implorent les secours de l'art, quand de pauvres malades, étreints par la souffrance et menacés par la mort, tournent vers le médecin des yeux suppliants, alors, au lieu du découragement et de l'incertitude, pour lui quel bonheur de puiser dans ses moyens thérapeutiques la confiance et l'espoir !

On accuse les médecins de négligence, comme s'ils restaient inaccessibles au sentiment d'humanité qui nous pousse à sauver un de nos semblables tombé dans l'eau ou dans le feu, ou victime de tout autre accident...... ou comme si le malheureux qui lutte dans son lit contre la mort, n'était pas capable d'inspirer autant d'intérêt et de sympathie ! S'ils s'abstiennent, s'ils s'éloignent, ce n'est pas par indifférence, c'est par impuissance ; c'est pour se dérober au tourment de se trouver face à face avec un malade qui réclame une assistance qu'on ne sait comment lui donner.

L'homme de l'art cherche souvent à se consoler par l'idée que la maladie est incurable ; mais pourquoi l'est-elle ?.... Le bon sens du Vieillard de Cos a depuis long-temps répondu : « Une maladie n'est » incurable que parce que nous n'avons pas entre » les mains les moyens ou instruments nécessaires » à la guérison. » Soient donc les bien-venus de nouveaux moyens, de meilleurs instruments, et heureux le médecin qui a la conviction de les posséder !

Gloire immortelle à celui qui les a découverts !... Il a bien mérité de l'humanité souffrante.

Parmi tant d'hommes illustres dans les annales de la médecine, il en est deux dignes d'effacer tous les autres : Hippocrate et Hahnemann !.... Le premier ouvre l'ère du passé, le second ouvre l'ère de l'avenir ; Hippocrate a défriché le champ de l'ob-

servation, Hahnemann a fouillé la mine des découvertes ; l'un brille par le pronostic, l'autre par
la thérapeutique ; l'un prévoit, l'autre prévient ;
l'un enseigne à connaître les maladies, l'autre à
les guérir.

La première fois que je lus Hahnemann, mon
incrédulité persista ou même s'accrut devant les
résultats inouïs qu'il annonce ; mais, en même
temps, comme je l'ai consigné dans mon chapitre
premier, je fis cette réflexion : « Supposez un mo-
» ment que les faits invoqués par Hahnemann
» soient réels, oh ! alors, l'homœopathie se trouve
» la plus grande découverte, et son auteur le plus
» grand génie qui ait surgi dans le monde mé-
» dical. »

Eh bien, — je ne m'y attendais guère ! — ces
faits sont réels, incontestables. L'expérience me
les a démontrés.

Devant une telle découverte et un tel génie,
l'imagination demeure confondue, écrasée. L'âme
se livre ensuite avec bonheur à des transports d'admiration pour cet homme prodigieux, à des effu-
sions de reconnaissance pour la Providence divine
qui envoie au monde de tels bienfaiteurs....

On dira que je suis enthousiaste et que l'enthousiasme m'égare.

Oui, certes, je suis enthousiaste de tout ce qui
est vrai, beau, grand, sublime.... de toute découverte précieuse pour l'humanité.

Non, certes, l'enthousiasme ne m'égare pas !....
Venu à la longue, loin d'entraîner ma conviction,
il l'a suivie ; il n'est pas la cause de ma croyance,
il en est l'effet. Fruit lentement mûri de huit années d'observations et d'études, c'est, si l'on peut
ainsi dire, un enthousiasme réfléchi.

Plein d'une ardente conviction, je dois faire tous
mes efforts pour la répandre. J'écrivais ailleurs :
« Est-il vrai qu'un homme ait dit : *Si j'avais la*
» *main pleine de vérités, je me garderais bien de*
» *l'ouvrir.* Il faut flétrir cet égoïsme. Toute vérité
» vient de Dieu et appartient à l'humanité. Retenir
» un tel dépôt, c'est se rendre coupable d'un vol.
» Je sais bien que la foule crucifie ses bienfaiteurs ;
» que la *bonne nouvelle* est maudite, insultée, ba-
» fouée ; que la main qui sème le grain de la parole
» recueille l'ingratitude et le martyre. N'importe !
» malgré les persécutions et les risées, le devoir
» de tout homme est de répandre ce germe fécond.
» Ainsi le plus humble témoin d'un fait scienti-
» fique doit faire sa déposition au risque de heurter
» les opinions et les préjugés, au risque de scanda-
» liser les doctes et d'effaroucher les ignorants.
» Les phénomènes sont l'œuvre de Dieu ; les théo-
» ries sont l'œuvre des hommes : il n'y a pas à
» balancer. »

Il importe de propager l'homœopathie, non-
seulement à cause du bien qu'elle opère ; mais à
cause des perfectionnements qu'elle réclame ; non-

seulement pour ce qu'elle donne au présent, mais encore en vue de ce qu'elle réserve à l'avenir. Plus de vingt siècles ont labouré et fécondé le sol hippocratique ; l'homœopathie est un terrain presque vierge qui promet de riches moissons aux travailleurs dévoués. Cette doctrine est venue au monde depuis un demi-siècle à peine ; c'est assez pour prouver sa viabilité, c'est trop peu pour manifester toute sa portée, toute sa fécondité. Déjà pleine de vigueur, l'homœopathie est encore dans l'enfance.... C'est l'enfance d'Hercule !

Pour hâter son développement et ses progrès, il faudrait les efforts réunis de toutes les intelligences, de toutes les sommités médicales. Avec quel empressement j'irais alors interroger les hautes lumières de ceux à qui j'adresse, en ce moment, mon humble témoignage ! Que de bien ferait à la doctrine nouvelle un si généreux concours !

Déjà forte de ses conquêtes, cette doctrine peut dire aux princes de la science : Venez à moi !.... sinon je marcherai sans vous et contre vous.

Mais elle préfère, à la menace, la prière, et veut bien descendre un moment au rôle de suppliante, comme ces fées travesties qui allaient demander l'aumône, en cachant leur baguette sous des haillons.

« Vers le milieu du XVᵉ siècle, dit M. le profes-
» seur Lordat, un poëte italien fit jouer et chanter,
» dans un théâtre de Venise, une pièce allégorique,

» intitulée : *La Verita raminga*, *la Vérité men-*
» *diante.* D'après ce titre, il paraît que, dans tous
» les temps, la Vérité a été sujette à de tristes
» vicissitudes. »

Cette infortunée vagabonde est venue frapper à
ma porte sous les traits et la forme d'une doctrine
méconnue, calomniée. D'abord je l'ai rebutée avec
dédain ; puis je l'ai considérée avec défiance, je
l'ai introduite avec précaution ; et, après un long
et scrupuleux examen, reconnaissant à quelle sol-
liciteuse j'avais affaire, je l'ai admise, avec respect et admiration, à la meilleure place de mon
foyer. Que ne puis-je faire pour elle tout ce que
je voudrais !.... Je viens, du moins, la recom-
mander aux hommes puissants en autorité et riches de science et de renommée.

O vous qui possédez crédit et influence, je vous
adresse cette noble mendiante !.... Assistez-la,
protégez-la..... pour l'amour de Dieu et de l'humanité !

FIN.

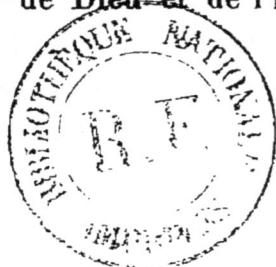

TABLE.

—

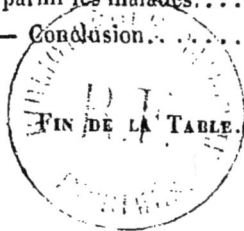

FIN DE LA TABLE.

www.ingramcontent.com/pod-product-compliance
Lightning Source LLC
Chambersburg PA
CBHW060608210326
41519CB00014B/3603